面部精准注射
解剖图谱

名誉主编　秦宏智　李世荣　杨蓉娅　吴溯帆

主　　编　隋鸿锦　郝立君　于胜波

NPI 北方联合出版传媒（集团）股份有限公司

辽宁科学技术出版社

·沈阳·

图书在版编目（CIP）数据

面部精准注射解剖图谱 / 隋鸿锦，郝立君，于胜波主编.—沈阳：辽宁科学技术出版社，2019.4（2024.12重印）
ISBN 978-7-5591-1121-0

Ⅰ.①面… Ⅱ.①隋… ②郝… ③于… Ⅲ.①面—注射—整形外科手术—图谱 Ⅳ.①R622-64

中国版本图书馆CIP数据核字（2019）第051542号

出版发行：辽宁科学技术出版社
　　　　　（地址：沈阳市和平区十一纬路25号　邮编：110003）
印　刷　者：辽宁新华印务有限公司
经　销　者：各地新华书店
幅面尺寸：210 mm × 285 mm
印　　张：16
插　　页：4
字　　数：200千字
出版时间：2019年4月第1版
印刷时间：2024年12月第7次印刷
责任编辑：唐丽萍
封面设计：瀚鼎文化/达达
版式设计：袁　舒
责任校对：栗　勇

书　　号：ISBN 978-7-5591-1121-0
定　　价：188.00元

编辑电话：024-23284363　13386835051
E—mail：1601145900@qq.com
邮购热线：024-23284502
http://www.lnkj.com.cn

编委会名单

序

随着社会经济水平和人们生活水平的不断提高，以及人们在工作、生活等社会交往场合的需求，追求外在美的人与日俱增，而且越来越多的人已不满足于生活美容而诉求于医学美容。医学美容是以增强人体外在美感为目的而进行的一系列医学治疗，常常通过药物、仪器和手术等手段改变人体外部形态、色泽甚至部分生理功能。随着医疗技术的迅猛发展，整形外科的治疗越来越趋向于微创和隐蔽。微创医学美容大受人们青睐。

作为微整形的一种形式，注射微整形，即采用天然或者人工合成填充剂，注入人体真皮层或皮下，以达到五官雕塑和面部年轻化的目的。近几年来，由于面部微整形被众多爱美人士所认可，导致了面部微整形的盛行，随之面部微整形的问题也就出现了，如局部肉芽肿、组织坏死，严重的可出现失明和脑血管栓塞等。注射美容整形的科学性、知识性与其他美容整形手段同样很强、很广，从业医生需要对注射美容整形的材料和药物、注入途径、注射技巧以及人体美学、局部解剖、全身状况等全面了解，但是目前相关的教材和图谱很少。

随着医学美容事业的不断发展，医学生、医学美容培训和医疗美容医生队伍日益壮大，他们对医学美容相关书籍的需求也空前高涨，同时面部微整形临床问题频发，因此我们与以郝立君教授为带头人的哈尔滨医科大学附属第一医院整形美容团队联袂筹划制作了面部注射微整形姊妹篇：《面部精准注射解剖图谱》和《面部精准透视注射技术》。我们曾出版多部应用解剖学图谱，积累了丰富的图谱编写经验，而且特邀了大连鸿峰生物科技有限公司的专业团队进行标本制作，并拥有国际先进的P45断层塑化技术；郝立君教授团队从事整形美容专业30余年，在各种颜面除皱术、眼鼻及脂肪游离移植充填整形、面部年轻化等方面有独到见解，技术全面，临床经验丰富，因此我们联袂合作，为医学美容发展尽微薄之力。

《面部精准注射解剖图谱》是一本内容详尽、标本层次结构清晰的实物图谱。本书首先通过新鲜标本的动、静脉灌注后，根据微注射的临床需求在面部分部位进行了逐层解剖，拍摄了大量视角独特、实用的实物照片，并且还利用血管铸型技术、三维重建技术等获得了面部动脉和静脉分布的全貌。P45断层塑化技术是国际先进的断层标本制作技术，本书首次应用该技术清晰地展示了面部的层次，尤其是完整地展示了SMAS层。同时本书绘制了精美的标本示意图，使晦涩难懂的部分更加清晰。

本书从筹备到完稿历时1年半，最终精选照片、图片240余幅，图谱内容翔实、图片清晰、图解充分，编排细致，力求全面呈现面部的解剖层次和血管分布，从而为面部微注射技术有效地提供解剖基础。希望本书能够成为广大医学生、医学美容教育工作者和医学美容临床医生的得力助手。

由于我们的编写水平有限，本图谱难免存在许多缺点和错误，恳请广大读者不吝指正。

编者

2019.3.16

目录 CONTENTS

第一章　总　论

图 1-1　面部皮下组织层（前面观）⋯⋯⋯⋯⋯⋯⋯⋯⋯⋯⋯⋯⋯⋯⋯⋯⋯⋯⋯⋯⋯⋯⋯⋯⋯⋯1

图 1-2　面部皮下组织层（侧面观）⋯⋯⋯⋯⋯⋯⋯⋯⋯⋯⋯⋯⋯⋯⋯⋯⋯⋯⋯⋯⋯⋯⋯⋯⋯⋯2

图 1-3　面部表情肌（前面观）⋯⋯⋯⋯⋯⋯⋯⋯⋯⋯⋯⋯⋯⋯⋯⋯⋯⋯⋯⋯⋯⋯⋯⋯⋯⋯⋯⋯3

图 1-4　面上部表情肌⋯⋯⋯⋯⋯⋯⋯⋯⋯⋯⋯⋯⋯⋯⋯⋯⋯⋯⋯⋯⋯⋯⋯⋯⋯⋯⋯⋯⋯⋯⋯⋯4

图 1-5　面中部表情肌⋯⋯⋯⋯⋯⋯⋯⋯⋯⋯⋯⋯⋯⋯⋯⋯⋯⋯⋯⋯⋯⋯⋯⋯⋯⋯⋯⋯⋯⋯⋯⋯5

图 1-6　眶周表情肌⋯⋯⋯⋯⋯⋯⋯⋯⋯⋯⋯⋯⋯⋯⋯⋯⋯⋯⋯⋯⋯⋯⋯⋯⋯⋯⋯⋯⋯⋯⋯⋯⋯6

图 1-7　面下部表情肌⋯⋯⋯⋯⋯⋯⋯⋯⋯⋯⋯⋯⋯⋯⋯⋯⋯⋯⋯⋯⋯⋯⋯⋯⋯⋯⋯⋯⋯⋯⋯⋯7

图 1-8　降口角肌、降下唇肌和颏肌⋯⋯⋯⋯⋯⋯⋯⋯⋯⋯⋯⋯⋯⋯⋯⋯⋯⋯⋯⋯⋯⋯⋯⋯⋯⋯8

图 1-9　皮下组织层、SMAS 层模式图⋯⋯⋯⋯⋯⋯⋯⋯⋯⋯⋯⋯⋯⋯⋯⋯⋯⋯⋯⋯⋯⋯⋯⋯⋯9

图 1-10　SMAS 层、SMAS 下层模式图⋯⋯⋯⋯⋯⋯⋯⋯⋯⋯⋯⋯⋯⋯⋯⋯⋯⋯⋯⋯⋯⋯⋯⋯10

图 1-11　SMAS 层（侧面观）⋯⋯⋯⋯⋯⋯⋯⋯⋯⋯⋯⋯⋯⋯⋯⋯⋯⋯⋯⋯⋯⋯⋯⋯⋯⋯⋯⋯11

图 1-12　SMAS 腱膜性区⋯⋯⋯⋯⋯⋯⋯⋯⋯⋯⋯⋯⋯⋯⋯⋯⋯⋯⋯⋯⋯⋯⋯⋯⋯⋯⋯⋯⋯⋯12

图 1-13　SMAS 混合区⋯⋯⋯⋯⋯⋯⋯⋯⋯⋯⋯⋯⋯⋯⋯⋯⋯⋯⋯⋯⋯⋯⋯⋯⋯⋯⋯⋯⋯⋯⋯13

图 1-14　颊部假性韧带和颧骨皮肤韧带⋯⋯⋯⋯⋯⋯⋯⋯⋯⋯⋯⋯⋯⋯⋯⋯⋯⋯⋯⋯⋯⋯⋯⋯14

图 1-15　颧骨皮肤韧带⋯⋯⋯⋯⋯⋯⋯⋯⋯⋯⋯⋯⋯⋯⋯⋯⋯⋯⋯⋯⋯⋯⋯⋯⋯⋯⋯⋯⋯⋯⋯15

图 1-16　咬肌皮肤韧带⋯⋯⋯⋯⋯⋯⋯⋯⋯⋯⋯⋯⋯⋯⋯⋯⋯⋯⋯⋯⋯⋯⋯⋯⋯⋯⋯⋯⋯⋯⋯16

图 1-17　下颌韧带⋯⋯⋯⋯⋯⋯⋯⋯⋯⋯⋯⋯⋯⋯⋯⋯⋯⋯⋯⋯⋯⋯⋯⋯⋯⋯⋯⋯⋯⋯⋯⋯⋯17

图 1-18　颈阔肌皮肤韧带⋯⋯⋯⋯⋯⋯⋯⋯⋯⋯⋯⋯⋯⋯⋯⋯⋯⋯⋯⋯⋯⋯⋯⋯⋯⋯⋯⋯⋯⋯18

图 1-19　面部间隙与韧带模式图⋯⋯⋯⋯⋯⋯⋯⋯⋯⋯⋯⋯⋯⋯⋯⋯⋯⋯⋯⋯⋯⋯⋯⋯⋯⋯⋯19

图 1-20　面部韧带模式图⋯⋯⋯⋯⋯⋯⋯⋯⋯⋯⋯⋯⋯⋯⋯⋯⋯⋯⋯⋯⋯⋯⋯⋯⋯⋯⋯⋯⋯⋯20

图 1-21　韧带与间隙分布关系模式图⋯⋯⋯⋯⋯⋯⋯⋯⋯⋯⋯⋯⋯⋯⋯⋯⋯⋯⋯⋯⋯⋯⋯⋯⋯21

图 1-22　韧带走行模式图⋯⋯⋯⋯⋯⋯⋯⋯⋯⋯⋯⋯⋯⋯⋯⋯⋯⋯⋯⋯⋯⋯⋯⋯⋯⋯⋯⋯⋯⋯21

图 1-23　颅骨（前面观）⋯⋯⋯⋯⋯⋯⋯⋯⋯⋯⋯⋯⋯⋯⋯⋯⋯⋯⋯⋯⋯⋯⋯⋯⋯⋯⋯⋯⋯⋯22

图 1-24　颅骨（侧面观）⋯⋯⋯⋯⋯⋯⋯⋯⋯⋯⋯⋯⋯⋯⋯⋯⋯⋯⋯⋯⋯⋯⋯⋯⋯⋯⋯⋯⋯⋯23

图 1-25　眶上孔、眶下孔和颏孔及其穿行动脉（铸型标本）⋯⋯⋯⋯⋯⋯⋯⋯⋯⋯⋯⋯⋯⋯⋯24

图 1-26　眶上孔、眶下孔和颏孔的位置及其穿行结构⋯⋯⋯⋯⋯⋯⋯⋯⋯⋯⋯⋯⋯⋯⋯⋯⋯⋯25

图 1-27　头面部动脉分布（铸型标本、脱骨）⋯⋯⋯⋯⋯⋯⋯⋯⋯⋯⋯⋯⋯⋯⋯⋯⋯⋯⋯⋯⋯26

图 1-28　面部浅层血管分布模式图⋯⋯⋯⋯⋯⋯⋯⋯⋯⋯⋯⋯⋯⋯⋯⋯⋯⋯⋯⋯⋯⋯⋯⋯⋯⋯27

图 1-29　面部血管与神经分布模式图（口周深层）⋯⋯⋯⋯⋯⋯⋯⋯⋯⋯⋯⋯⋯⋯⋯⋯⋯⋯⋯28

图 1-30　头面部表情肌和血管的分支分布模式图（侧面观）································29

图 1-31　经下颌骨冠突头部冠状断面（P45 塑化断层）····································30

图 1-32　经眼球头部矢状断面（P45 塑化断层）··31

图 1-33　经下颌切迹头部水平断面（P45 塑化断层）······································32

图 1-34　头面部外侧区层次模式图··33

第二章　额　部

图 2-1　额部皮下组织层··34

图 2-2　额部中央区皮下组织及其内部血管··35

图 2-3　额部中央区浅层血管（脂肪组织未去除）··36

图 2-4　额部外侧区浅层血管（脂肪组织去除）··37

图 2-5　右侧额部额肌下间隙··38

图 2-6　额部血管位置和层次Ⅰ··39

图 2-7　额部血管位置和层次Ⅱ··40

图 2-8　左侧额部血管位置和层次··41

图 2-9　右侧额部血管位置和层次··42

图 2-10　左侧眉部血管位置和层次··43

图 2-11　左侧眉部深层血管··44

图 2-12　右侧眉部深层血管··45

图 2-13　额部、眉部表情肌Ⅰ··46

图 2-14　额部、眉部表情肌Ⅱ··47

图 2-15　滑车上动脉走行层次（矢状断面）··48

图 2-16　滑车上静脉走行层次（矢状断面）··49

图 2-17　滑车上血管走行模式图（矢状位）··50

图 2-18　额部动脉铸型前面观Ⅰ··51

图 2-19　额部动脉铸型前面观Ⅱ··52

图 2-20　额部动脉铸型前面观Ⅲ··53

图 2-21　额部动脉铸型前面观（脱骨）··54

图 2-22　额部动脉前面观（CT 三维重建）··55

图 2-23　额部动、静脉铸型前面观··56

图 2-24　额部静脉铸型前面观··57

图 2-25　滑车上静脉变异模式图··58

图 2-26　额部软组织层次（经眉头 P45 塑化断层矢状断面）······························59

第三章　鼻根区

图 3-1　鼻根区血管分布Ⅰ (1)··60

图 3-2　鼻根区血管分布Ⅰ (2)··61

图 3-3　鼻根区血管分布Ⅰ (3)··62

图 3-4　鼻根区血管分布Ⅰ (4)··63

图 3-5　鼻根区血管分布Ⅱ···64

图 3-6　鼻根动脉分布Ⅰ（铸型标本）···65

图 3-7　鼻根动脉分布Ⅱ（铸型标本）···65

图 3-8　鼻根区动脉分布模式图···66

图 3-9　鼻根区静脉分布模式图···67

图 3-10　鼻根区动、静脉分布模式图··68

图 3-11　鼻根区动脉分布（CT 三维重建）···69

图 3-12　鼻根区静脉分布（铸型标本）··69

图 3-13　鼻正中矢状断面（P45 塑化断层）··70

第四章　鼻　部

图 4-1　鼻肌··71

图 4-2　鼻部血管分布Ⅰ··72

图 4-3　鼻部血管分布Ⅱ··73

图 4-4　鼻部浅层血管Ⅰ··74

图 4-5　鼻部浅层血管Ⅱ··75

图 4-6　鼻部浅层血管（脂肪去除）··76

图 4-7　鼻部深层血管··77

图 4-8　鼻翼动脉和鼻背动脉··78

图 4-9　鼻部动脉分布（铸型标本）··79

图 4-10　鼻部动脉分布（CT 三维重建）··79

图 4-11　鼻部动、静脉分布Ⅰ（铸型标本）···80

图 4-12　鼻部动、静脉分布Ⅱ（铸型标本）···80

图 4-13　鼻根部血管层次模式图··81

图 4-14　鼻底血管层次模式图（下面观）···82

图 4-15　鼻软骨前面观··83

图 4-16　鼻软骨前外侧面观··84

图 4-17　鼻软骨前下面观···85

图 4-18　鼻软骨正面观模式图···86

图 4-19　鼻软骨侧面、底面观模式图··87

图 4-20　鼻部旁正中矢状断面（P45 塑化断层）··88

第五章　眼周部

图 5-1　眼周皮下组织层 ···89

图 5-2　眼轮匝肌和眶周浅层血管 ···90

图 5-3　眼轮匝肌后脂肪（ROOF）···91

图 5-4　眼轮匝肌后脂肪（ROOF）和眼轮匝肌下脂肪（SOOF）···········92

图 5-5　眶隔脂肪 ···93

图 5-6　上睑提肌腱膜和睑板 ···94

图 5-7　睑板动、静脉弓 ···95

图 5-8　上睑提肌 ···96

图 5-9　眼周动脉分布（铸型标本）··97

图 5-10　眼周动脉分布（CT 三维重建）··98

图 5-11　眼部动、静脉分布Ⅰ（铸型标本）···99

图 5-12　眼部动、静脉分布Ⅱ（铸型标本）···100

图 5-13　上睑动脉层次模式图 ··101

图 5-14　眶上孔及其穿行结构 ··102

图 5-15　眶下孔及其穿行结构 ··103

图 5-16　眶周软组织层次 ···104

图 5-17　眶隔脂肪分布模式图 ··105

图 5-18　上睑层次模式图 ···106

图 5-19　下睑层次模式图 ···107

图 5-20　经眼球瞳孔眶部矢状断面Ⅰ（P45 塑化断层）···························108

图 5-21　经眼球瞳孔眶部矢状断面Ⅱ（P45 塑化断层）···························109

图 5-22　经眼球瞳孔内侧矢状断面（P45 塑化断层）·······························110

第六章　鼻唇沟区

图 6-1　鼻翼外侧面动脉的走行层次 ···111

图 6-2　鼻唇沟区面动脉的走行层次Ⅰ··112

图 6-3　鼻唇沟区面动脉的走行层次Ⅱ··113

图 6-4　鼻唇沟区的表情肌与面动脉（右侧）··114

图 6-5　鼻唇沟区的表情肌与面动脉（左侧）··115

图 6-6　鼻唇沟区面动脉与面静脉的走行层次Ⅰ···116

图 6-7　鼻唇沟区面动脉与面静脉的走行层次Ⅱ···117

图 6-8　鼻唇沟区面动脉走行层次（沿面动脉主干外侧缘断面）···············118

图 6-9　鼻唇沟区动脉分布Ⅰ（铸型标本）···119

图 6-10　鼻唇沟区动脉分布Ⅱ（铸型标本）···120

图 6–11 鼻唇沟区动、静脉分布Ⅰ（铸型标本）······························121
图 6–12 鼻唇沟区动、静脉分布Ⅱ（铸型标本）······························122
图 6–13 鼻唇沟区动、静脉分布Ⅲ（铸型标本）······························123
图 6–14 鼻唇沟区动脉分布Ⅰ（CT 三维重建）·····························124
图 6–15 鼻唇沟区动脉分布Ⅱ（CT 三维重建）·····························125
图 6–16 鼻唇沟区静脉分布（CT 三维重建）·······························126
图 6–17 面动脉走行分型模式图···127

第七章 颞 区

图 7–1 颞区皮下组织层···128
图 7–2 颞浅筋膜层Ⅰ···129
图 7–3 颞浅筋膜层Ⅱ···130
图 7–4 颞中筋膜层Ⅰ···131
图 7–5 颞中筋膜层Ⅱ···132
图 7–6 颞深筋膜浅层···133
图 7–7 颞筋膜间间隙Ⅰ···134
图 7–8 颞筋膜间间隙Ⅱ···135
图 7–9 颞深筋膜深层···136
图 7–10 颞浅间隙Ⅰ··137
图 7–11 颞浅间隙Ⅱ··138
图 7–12 颞深间隙Ⅰ··139
图 7–13 颞深间隙Ⅱ··140
图 7–14 颞深间隙Ⅲ··141
图 7–15 颞浅深间隙断面模式图···142
图 7–16 颞浅动脉与发际缘的关系·······································143
图 7–17 颞区皮下脂肪层血管分布·······································144
图 7–18 颞浅筋膜与颞浅血管···145
图 7–19 颞筋膜间间隙与颞中静脉·······································146
图 7–20 颞区间隙与血管断层模式图·····································147
图 7–21 颞区动脉分支与分布（铸型标本）·······························148
图 7–22 颞区动脉分支与分布（CT 三维重建）····························149
图 7–23 颞区动、静脉分支与分布Ⅰ（铸型标本）·························150
图 7–24 颞区动、静脉分支与分布Ⅱ（铸型标本）·························151
图 7–25 颞区动、静脉分支与分布Ⅲ（铸型标本）·························152
图 7–26 颞区静脉分支与分布Ⅰ（CT 三维重建）·························153
图 7–27 颞区静脉分支与分布Ⅱ（CT 三维重建）·························154
图 7–28 面神经颞支的走行与分布·······································155

图 7-29 经颧弓中点左侧颞区冠状断面显示颞区层次与间隙（大体标本）⋯⋯⋯⋯⋯⋯156
图 7-30 经颧弓中点后 1.5cm 左侧颞区冠状断面显示颞区层次与间隙（大体标本）⋯⋯⋯157
图 7-31 经下颌支左侧颞区冠状断面显示颞区层次与间隙（P45 塑化断层）⋯⋯⋯⋯⋯158
图 7-32 经下颌支右侧颞区冠状断面显示颞区层次与间隙（P45 塑化断层）⋯⋯⋯⋯⋯159

第八章 颧 部

图 8-1 左侧颧部皮下组织层⋯⋯⋯⋯⋯⋯⋯⋯⋯⋯⋯⋯⋯⋯⋯⋯⋯⋯⋯⋯⋯⋯⋯⋯160
图 8-2 左侧颧部 SMAS 层⋯⋯⋯⋯⋯⋯⋯⋯⋯⋯⋯⋯⋯⋯⋯⋯⋯⋯⋯⋯⋯⋯⋯⋯⋯161
图 8-3 左侧颧部 SMAS 下层 Ⅰ⋯⋯⋯⋯⋯⋯⋯⋯⋯⋯⋯⋯⋯⋯⋯⋯⋯⋯⋯⋯⋯⋯⋯162
图 8-4 左侧颧部 SMAS 下层 Ⅱ⋯⋯⋯⋯⋯⋯⋯⋯⋯⋯⋯⋯⋯⋯⋯⋯⋯⋯⋯⋯⋯⋯⋯163
图 8-5 左侧颧部 SMAS 下层 Ⅲ⋯⋯⋯⋯⋯⋯⋯⋯⋯⋯⋯⋯⋯⋯⋯⋯⋯⋯⋯⋯⋯⋯⋯164
图 8-6 左侧颧部动脉分布（铸型标本）⋯⋯⋯⋯⋯⋯⋯⋯⋯⋯⋯⋯⋯⋯⋯⋯⋯⋯⋯⋯165
图 8-7 右侧颧部动脉分布（铸型标本）⋯⋯⋯⋯⋯⋯⋯⋯⋯⋯⋯⋯⋯⋯⋯⋯⋯⋯⋯⋯166
图 8-8 左侧颧部动、静脉分布 Ⅰ（铸型标本）⋯⋯⋯⋯⋯⋯⋯⋯⋯⋯⋯⋯⋯⋯⋯⋯167
图 8-9 左侧颧部动、静脉分布 Ⅱ（铸型标本）⋯⋯⋯⋯⋯⋯⋯⋯⋯⋯⋯⋯⋯⋯⋯⋯168
图 8-10 右侧颧部动、静脉分布（铸型标本）⋯⋯⋯⋯⋯⋯⋯⋯⋯⋯⋯⋯⋯⋯⋯⋯⋯169
图 8-11 右侧颧部韧带⋯⋯⋯⋯⋯⋯⋯⋯⋯⋯⋯⋯⋯⋯⋯⋯⋯⋯⋯⋯⋯⋯⋯⋯⋯⋯⋯170
图 8-12 经颧骨冠状断面 Ⅰ（P45 塑化断层）⋯⋯⋯⋯⋯⋯⋯⋯⋯⋯⋯⋯⋯⋯⋯⋯⋯171
图 8-13 经颧骨冠状断面 Ⅱ（P45 塑化断层）⋯⋯⋯⋯⋯⋯⋯⋯⋯⋯⋯⋯⋯⋯⋯⋯⋯172

第九章 腮腺咬肌区

图 9-1 腮腺咬肌区皮下组织层⋯⋯⋯⋯⋯⋯⋯⋯⋯⋯⋯⋯⋯⋯⋯⋯⋯⋯⋯⋯⋯⋯⋯173
图 9-2 腮腺咬肌区 SMAS 层⋯⋯⋯⋯⋯⋯⋯⋯⋯⋯⋯⋯⋯⋯⋯⋯⋯⋯⋯⋯⋯⋯⋯⋯174
图 9-3 左侧腮腺咬肌区 SMAS 下层⋯⋯⋯⋯⋯⋯⋯⋯⋯⋯⋯⋯⋯⋯⋯⋯⋯⋯⋯⋯⋯175
图 9-4 左侧腮腺咬肌区筋膜层⋯⋯⋯⋯⋯⋯⋯⋯⋯⋯⋯⋯⋯⋯⋯⋯⋯⋯⋯⋯⋯⋯⋯176
图 9-5 左侧腮腺咬肌⋯⋯⋯⋯⋯⋯⋯⋯⋯⋯⋯⋯⋯⋯⋯⋯⋯⋯⋯⋯⋯⋯⋯⋯⋯⋯⋯177
图 9-6 左侧咬肌及血管⋯⋯⋯⋯⋯⋯⋯⋯⋯⋯⋯⋯⋯⋯⋯⋯⋯⋯⋯⋯⋯⋯⋯⋯⋯⋯178
图 9-7 右侧咬肌及血管⋯⋯⋯⋯⋯⋯⋯⋯⋯⋯⋯⋯⋯⋯⋯⋯⋯⋯⋯⋯⋯⋯⋯⋯⋯⋯179
图 9-8 右侧咬肌⋯⋯⋯⋯⋯⋯⋯⋯⋯⋯⋯⋯⋯⋯⋯⋯⋯⋯⋯⋯⋯⋯⋯⋯⋯⋯⋯⋯⋯180
图 9-9 左侧咬肌⋯⋯⋯⋯⋯⋯⋯⋯⋯⋯⋯⋯⋯⋯⋯⋯⋯⋯⋯⋯⋯⋯⋯⋯⋯⋯⋯⋯⋯181
图 9-10 左侧咬肌深部⋯⋯⋯⋯⋯⋯⋯⋯⋯⋯⋯⋯⋯⋯⋯⋯⋯⋯⋯⋯⋯⋯⋯⋯⋯⋯⋯182
图 9-11 左侧咬肌深部深层⋯⋯⋯⋯⋯⋯⋯⋯⋯⋯⋯⋯⋯⋯⋯⋯⋯⋯⋯⋯⋯⋯⋯⋯⋯183
图 9-12 左侧咬肌间隙⋯⋯⋯⋯⋯⋯⋯⋯⋯⋯⋯⋯⋯⋯⋯⋯⋯⋯⋯⋯⋯⋯⋯⋯⋯⋯⋯184
图 9-13 右侧腮腺咬肌区面神经走行层次 Ⅰ⋯⋯⋯⋯⋯⋯⋯⋯⋯⋯⋯⋯⋯⋯⋯⋯⋯⋯185
图 9-14 右侧腮腺咬肌区面神经走行层次 Ⅱ⋯⋯⋯⋯⋯⋯⋯⋯⋯⋯⋯⋯⋯⋯⋯⋯⋯⋯186
图 9-15 腮腺上极的面神经走行层次⋯⋯⋯⋯⋯⋯⋯⋯⋯⋯⋯⋯⋯⋯⋯⋯⋯⋯⋯⋯⋯187

图 9-16　腮腺前缘的面神经走行层次 ···188

图 9-17　腮腺下极的面神经走行层次和下颌韧带 ···189

图 9-18　面神经分支分布 ···190

图 9-19　面神经分支分布模式图 ···191

图 9-20　腮腺咬肌区动脉分布（铸型标本）··192

图 9-21　腮腺咬肌区动脉分布（CT 三维重建）··193

图 9-22　腮腺咬肌区动、静脉分布Ⅰ（铸型标本）··194

图 9-23　腮腺咬肌区动、静脉分布Ⅱ（铸型标本）··195

图 9-24　腮腺咬肌区静脉分布（CT 三维重建）··196

图 9-25　颈阔肌（面部）···197

图 9-26　颈阔肌前面观 ···198

图 9-27　颈阔肌模式图 ···199

图 9-28　颈阔肌面部形态分型模式图（A、B、C）··200

图 9-29　腮腺咬肌区软组织层次（平上颌牙槽平面，P45 塑化水平断面）············201

图 9-30　腮腺咬肌区软组织层次（经下颌骨冠突的冠状面，P45 塑化断层标本）··202

第十章　颊　区

图 10-1　颊区皮下组织层 ···203

图 10-2　颊区 SMAS 层 ··204

图 10-3　左侧颊脂垫Ⅰ ···205

图 10-4　左侧颊脂垫Ⅱ ···206

图 10-5　颊肌层 ··207

图 10-6　颊部动脉分布Ⅰ（CT 三维重建）··208

图 10-7　颊部动脉分布Ⅱ（CT 三维重建）··209

图 10-8　经颧弓前部冠状断面（P45 塑化断层）··210

图 10-9　经下颌牙水平面（P45 塑化断层）··211

第十一章　口周部

图 11-1　口周皮下组织层 ···212

图 11-2　口周表情肌Ⅰ ···213

图 11-3　口周表情肌Ⅱ ···214

图 11-4　口周表情肌Ⅲ ···215

图 11-5　口周血管分布 ···216

图 11-6　口周血管走行层次 ···217

图 11-7　上唇血管走行层次 ···218

图 11-8　下唇血管走行层次 ···219

图 11-9　右侧颏孔 ···220

图 11-10　口周动脉分布（铸型标本）···221

第十二章　头面部连续水平断面（P45 塑化断层）

图 12-1　经下唇水平断面 ···222

图 12-2　经口裂水平断面 ···223

图 12-3　经上唇唇缘水平断面 ···224

图 12-4　经上颌牙列水平断面 ···225

图 12-5　经上颌牙槽轭水平断面 ···226

图 12-6　经尖牙窝水平断面 ···227

图 12-7　经鼻翼水平断面 ···228

图 12-8　经下鼻道水平断面 ···229

图 12-9　经下鼻甲水平断面 ···230

图 12-10　经下颌颈水平断面 ···231

图 12-11　经中鼻道水平断面 ···232

图 12-12　经中鼻甲水平断面 ···233

图 12-13　经下睑水平断面 ···234

图 12-14　经睑裂水平断面 ···235

图 12-15　经上睑睑缘水平断面 ···236

图 12-16　经上睑水平断面 ···237

图 12-17　经眉头水平断面 ···238

图 12-18　经眶上缘水平断面 ···239

图 12-19　经眉弓上缘水平断面 ···240

图 12-20　经眉上 1 横指水平断面 ···241

第一章 总 论

面部浅筋膜（皮下组织）为疏松结缔组织，具有不等量的脂肪，借皮下支持韧带及肌束与皮肤相连。

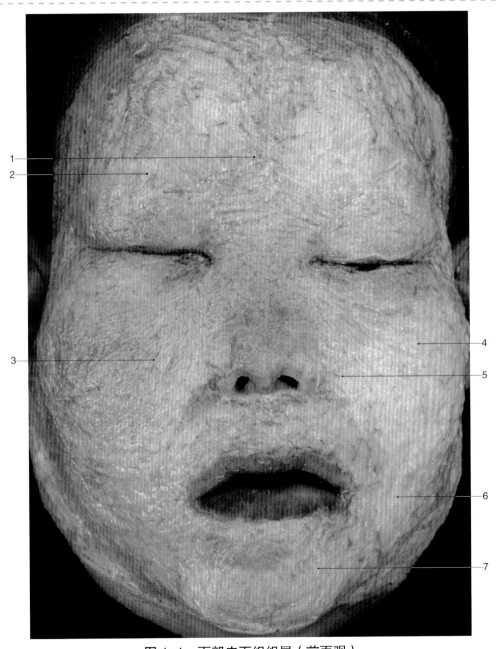

图 1-1 面部皮下组织层（前面观）

1– 前额中央脂肪垫   3– 真皮组织   5– 鼻唇颊脂肪垫   7– 颏部脂肪垫

2– 前额外侧脂肪垫   4– 颊内侧脂肪垫   6– 下颌脂肪垫

面部各区皮下脂肪量有较大差异，可分为多脂肪区、少脂肪区和无脂肪区。多脂肪区，如颊区；少脂肪区，如鼻区、额区和颞区；无脂肪区包括口轮匝肌和眼轮匝肌区域。

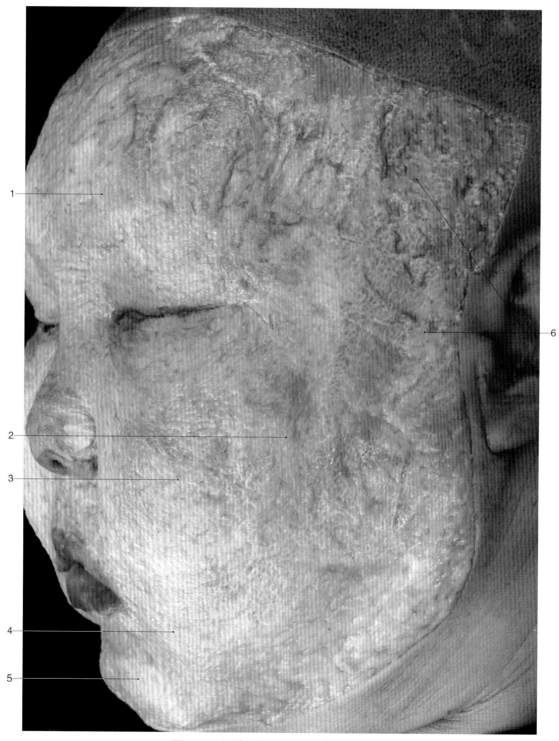

图1-2 面部皮下组织层（侧面观）

1- 前额中央脂肪垫	3- 颊内侧脂肪垫	5- 颏部脂肪垫
2- 颊中间脂肪垫	4- 下颌脂肪垫	6- 颞颊外侧脂肪垫

在临床上通过对表情肌的干预实现面部平衡、协调、提升或下降的效果。

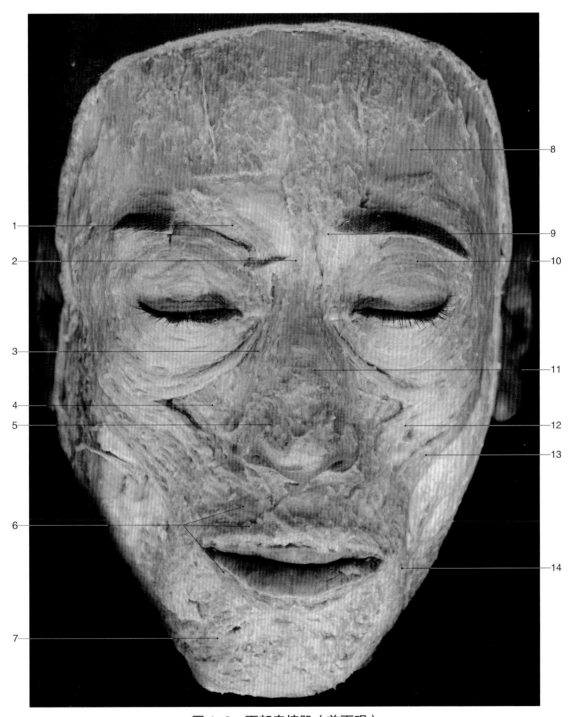

图 1-3 面部表情肌（前面观）

1- 皱眉肌	5- 鼻翼肌	9- 降眉肌	13- 颧大肌
2- 降眉间肌	6- 口轮匝肌	10- 眼轮匝肌	14- 降口角肌
3- 提上唇鼻翼肌	7- 降下唇肌	11- 鼻肌横部	
4- 提上唇肌	8- 额肌	12- 颧小肌	

　　面上部表情肌中，对眉和眉间皮肤有上提作用的有额肌，有下降作用的有眼轮匝肌上半部、降眉肌和降眉间肌。在眉上缘1cm处注射肉毒素，可达到额肌除皱的效果。

　　皱眉肌注射肉毒素可改善眉间皱纹，即"川"字纹。鼻根部注射肉毒素可改善鼻根横纹。

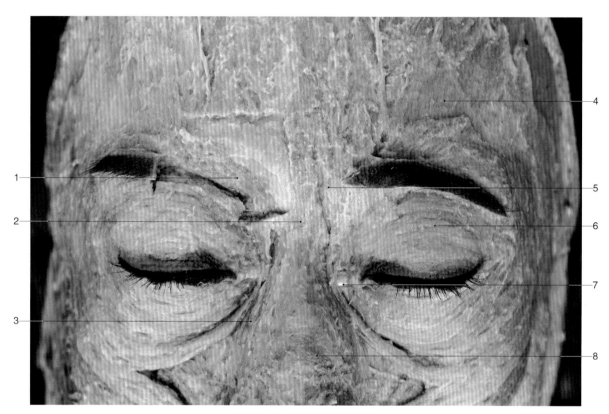

图1-4　面上部表情肌

1- 皱眉肌	5- 降眉肌
2- 降眉间肌	6- 眼轮匝肌
3- 提上唇鼻翼肌	7- 内眦韧带
4- 额肌	8- 鼻肌横部

面中部表情肌包括眼轮匝肌下半部、提上唇鼻翼肌、鼻肌、提上唇肌、颧小肌、颧大肌、笑肌和提口角肌，具有提升面中部皮肤的作用。

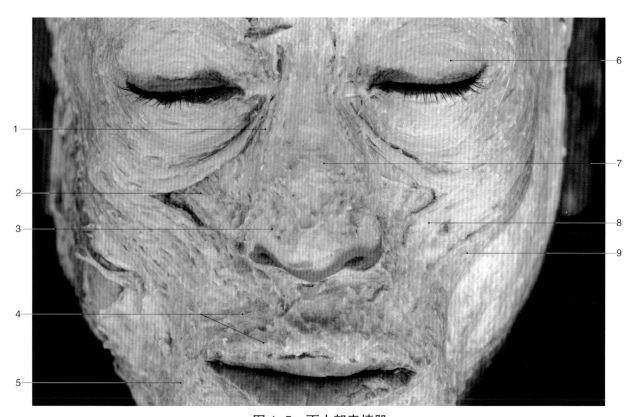

图 1-5 面中部表情肌

1- 提上唇鼻翼肌	6- 眼轮匝肌
2- 提上唇肌	7- 鼻肌横部
3- 鼻翼肌	8- 颧小肌
4- 口轮匝肌	9- 颧大肌
5- 提口角肌	

　　　　眼轮匝肌是较早出现皱纹的部位，亦是临床上最常选用的注射部位。眼轮匝肌的除皱：于眼周的外侧缘多点注射肉毒素，注射时保持各点用量相等，避免术后出现不对称，可达到除皱的效果。肉毒素治疗鱼尾纹时，位置要靠上，注射层次要浅，以免累及颧大肌，导致口角下垂、双侧面中部明显不对称。

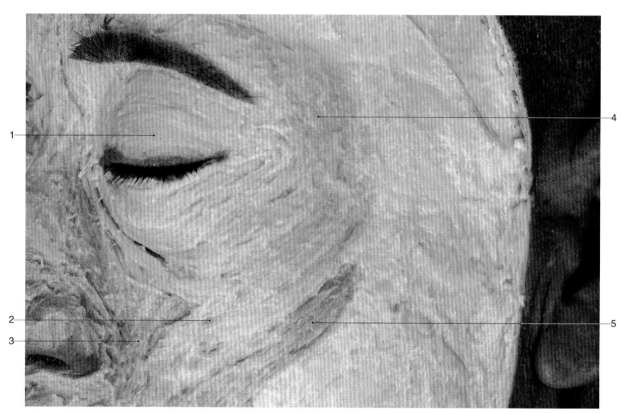

图 1-6　眶周表情肌

1- 眼轮匝肌睑部	4- 眼轮匝肌眶部
2- 颧小肌	5- 颧大肌
3- 提上唇肌	

　　面下部表情肌中，额肌具有提升作用，降口角肌、降下唇肌、颈阔肌有降口角、降下唇的作用。

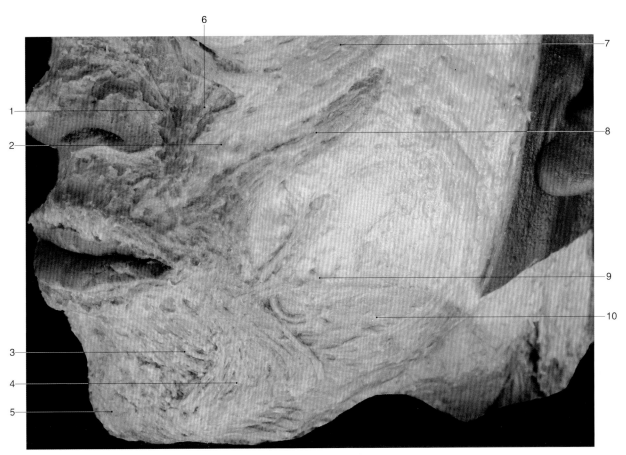

图 1-7　面下部表情肌

1- 鼻翼肌	6- 提上唇肌
2- 颧小肌	7- 眼轮匝肌
3- 降下唇肌	8- 颧大肌
4- 降口角肌	9- 笑肌
5- 颏肌	10- 颈阔肌

在下唇和颏区，由浅入深、由外侧向内侧分别为降口角肌、降下唇肌和颏肌，依次呈叠瓦状覆盖。

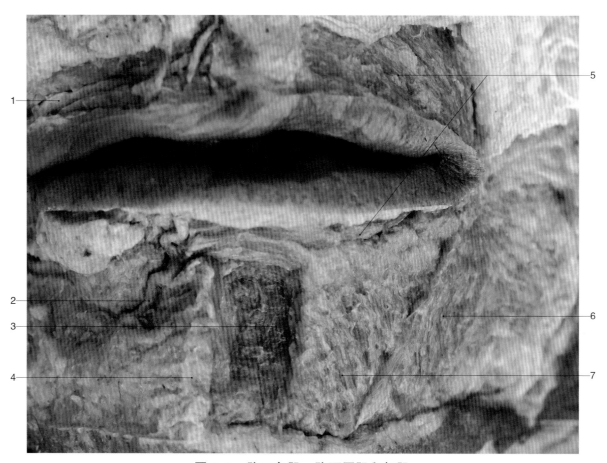

图1-8　降口角肌、降下唇肌和颏肌

1- 上唇动脉　　　　5- 口轮匝肌

2- 下唇动脉　　　　6- 降口角肌

3- 颏肌　　　　　　7- 降下唇肌

4- 颏部脂肪垫

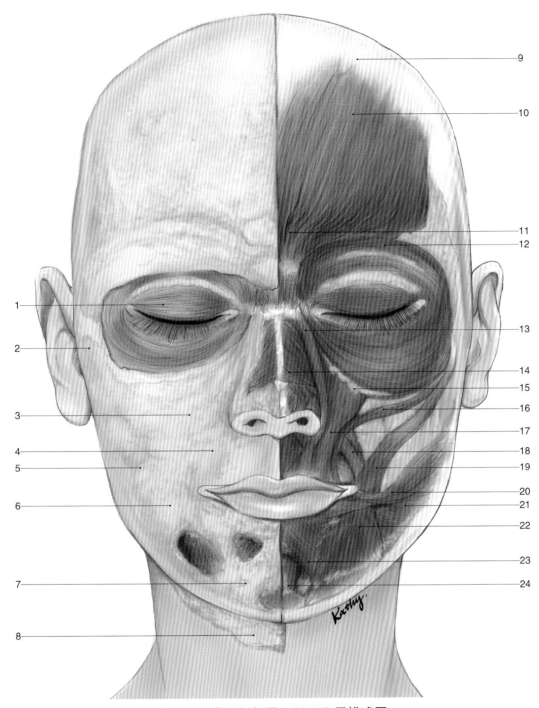

图 1-9 皮下组织层、SMAS 层模式图

1- 眼轮匝肌睑部   7- 颊部脂肪垫   13- 提上唇鼻翼肌   19- 颧大肌

2- 颞颊外侧脂肪垫   8- 颏下脂肪垫   14- 鼻横肌   20- 笑肌

3- 颊内侧脂肪垫   9- 帽状腱膜   15- 眼轮匝肌下脂肪（SOOF）   21- 颈阔肌

4- 鼻唇侧脂肪垫   10- 额肌   16- 颧小肌   22- 降口角肌

5- 颊中间部脂肪垫   11- 降眉间肌   17- 提上唇肌   23- 降下唇肌

6- 下颌脂肪垫   12- 眼轮匝肌眶部   18- 提口角肌   24- 颏肌

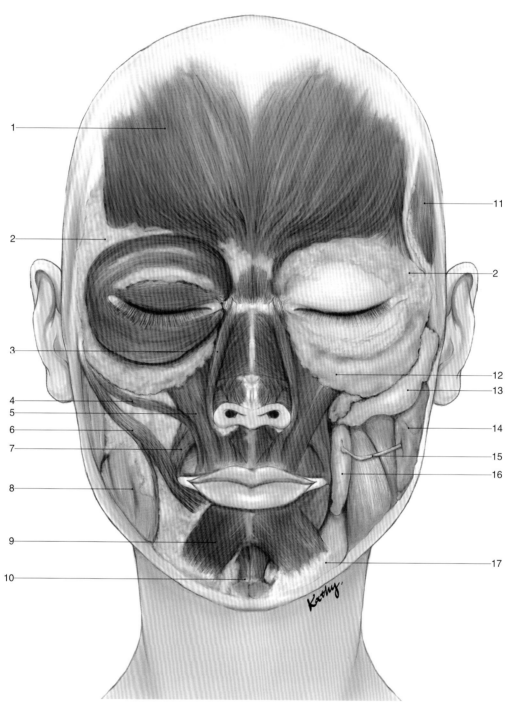

图 1–10　SMAS 层、SMAS 下层模式图

1– 额肌	6– 颧大肌	11– 颞肌	16– 颊脂垫
2– 眼轮匝肌后脂肪（ROOF）	7– 提口角肌	12– 眼轮匝肌下脂肪（SOOF）	17– 下颌骨
3– 提上唇鼻翼肌	8– 咬肌	13– 颧弓	
4– 颧小肌	9– 降下唇肌	14– 腮腺	
5– 提上唇肌	10– 颏肌	15– 腮腺导管	

面颈部表浅肌肉腱膜系统是指颅顶和面颈部皮下组织深面的一层连续性肌肉腱膜结构，简称SMAS。根据所含肌肉或腱膜的多少可将SMAS分为肌性区、腱膜性区和混合区。三者在浅筋膜深面相连续，形成同一层次的完整结构。

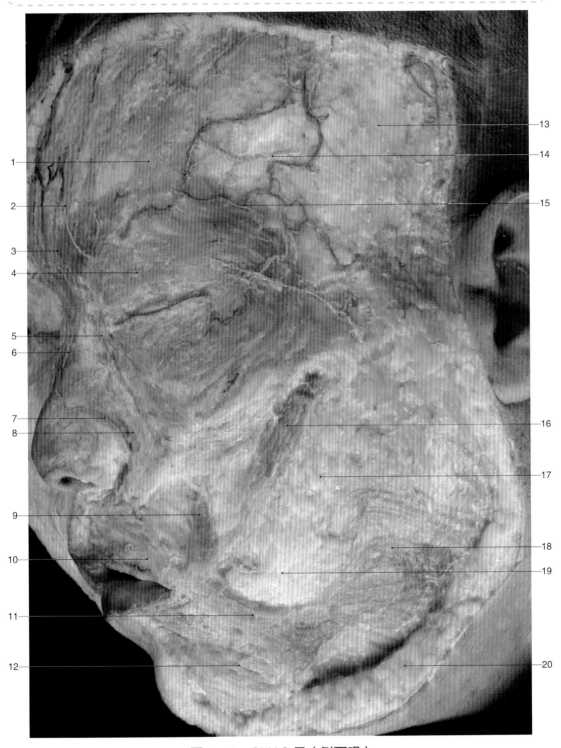

图 1-11　SMAS 层（侧面观）

1- 额肌	5- 内眦动脉	9- 提口角肌	13- 颞浅筋膜	17-SMAS 混合部
2- 滑车上动脉	6- 鼻背动脉	10- 口轮匝肌	14- 颞浅动脉额支	18- 颈阔肌
3- 滑车上静脉	7- 鼻翼动脉	11- 降口角肌	15- 哨兵静脉	19- 颊脂垫
4- 眼轮匝肌	8- 提上唇鼻翼肌	12- 降下唇肌	16- 颧大肌	20- 皮下组织层

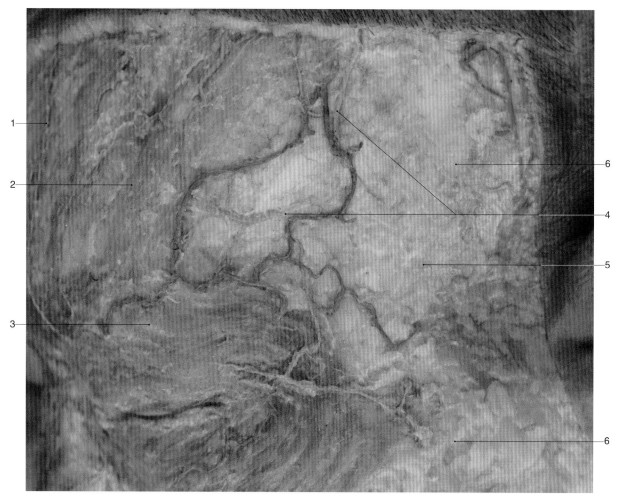

图 1–12　SMAS 腱膜性区

1– 滑车上动脉　　　4– 颞浅动脉额支

2– 额肌　　　　　　5– 颞浅筋膜

3– 眼轮匝肌　　　　6– 腱膜性区

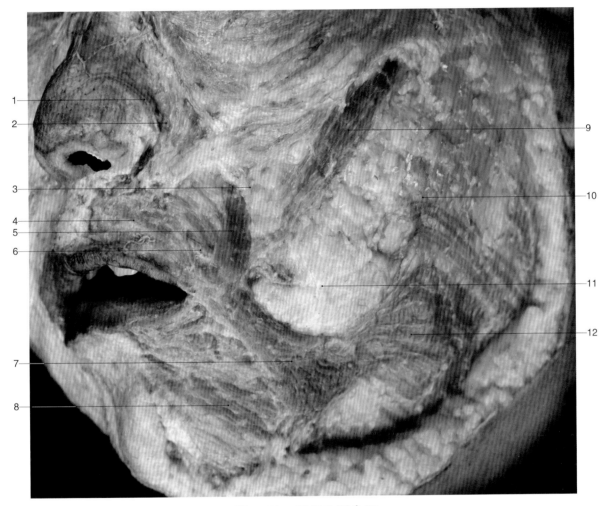

图 1-13 SMAS 混合区

1- 鼻翼动脉	4- 口轮匝肌	7- 降口角肌	10- SMAS 混合区
2- 提上唇鼻翼肌	5- 提口角肌	8- 降下唇肌	11- 颊脂垫
3- 面动脉	6- 上唇动脉	9- 颧大肌	12- 颈阔肌

面部层次的第4层，重要的神经、血管大多分布于此层，同时包括韧带和深层脂肪。

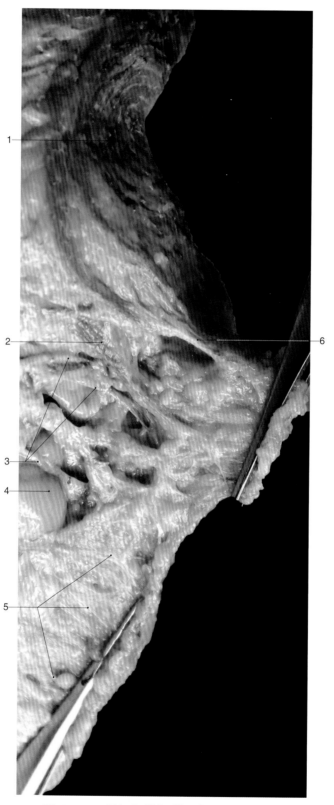

图 1-14　颊部假性韧带和颧骨皮肤韧带

1- 眼轮匝肌	3- 面神经	5- 咬肌皮肤韧带
2- 颧大肌	4- 颊脂垫	6- 颧骨皮肤韧带

颧骨皮肤韧带是 2~3 束腱性致密结缔组织带，起于颧弓前端下缘和颧骨颊面，穿过各层软组织抵止于表面真皮。面神经颧支走行在其上方、下方，甚至中间。

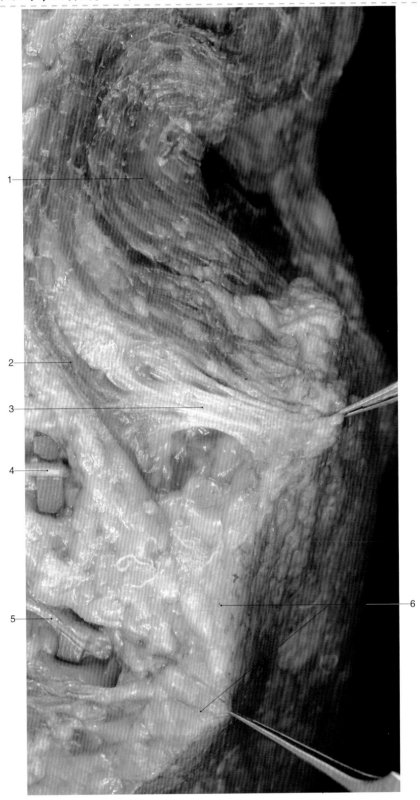

图 1-15　颧骨皮肤韧带

1- 眼轮匝肌	3- 颧骨皮肤韧带	5- 面神经颊支
2- 颧大肌	4- 面神经颧支	6- 皮下组织层

脂肪间隔常为垂直于皮肤走行的纤维束，连接皮肤与深面的 SMAS 层，形成许多纤维隔，不易分离。

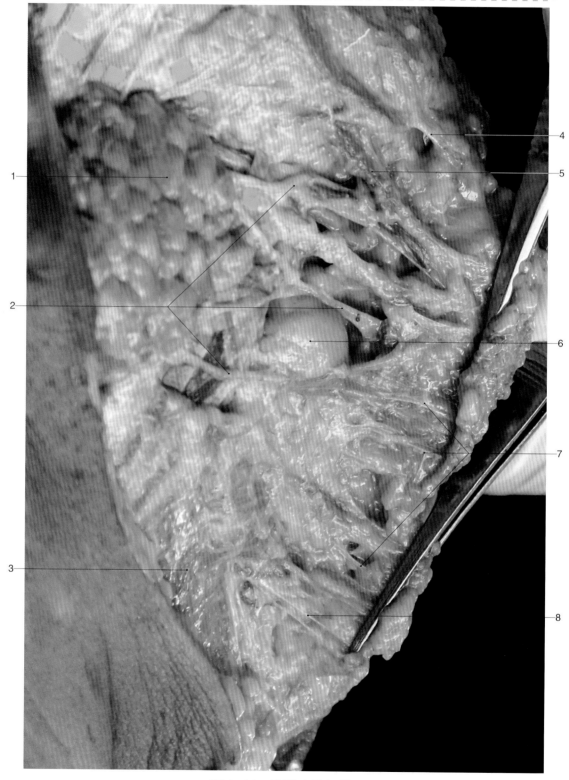

图 1-16　咬肌皮肤韧带

1- 腮腺　　　　　3- 颈阔肌　　　　　5- 颧大肌　　　　　7- 咬肌皮肤韧带
2- 面神经　　　　4- 颧骨皮肤韧带　　6- 颊脂垫　　　　　8- 下颌韧带

咬肌皮肤韧带（颧颊部韧带）由多条致密结缔组织束组成，纵向排列于咬肌前缘和颊脂垫之间。

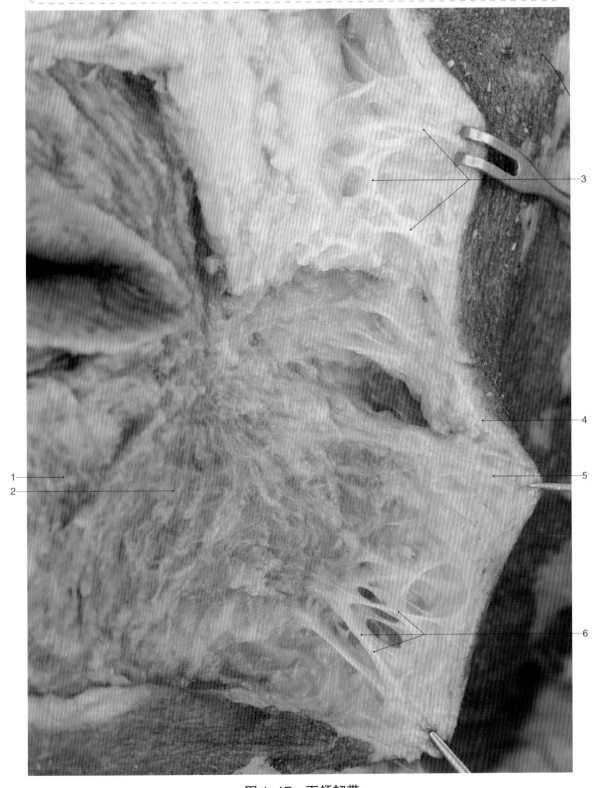

图 1-17 下颌韧带

1- 降下唇肌	3- 假性韧带	5- 皮下组织层
2- 降口角肌	4- 皮肤真皮层	6- 下颌韧带

颈阔肌悬韧带为纤维性筋膜，分前、后两部，前部位于腮腺与胸锁乳突肌之间，后部位于下颌角、下颌下腺与胸锁乳突肌之间。面神经颈支穿出腮腺下极后紧贴该韧带前面下降一段距离后进入颈阔肌。

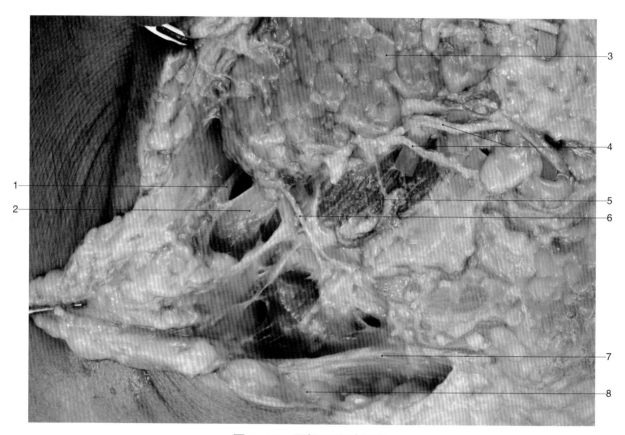

图 1-18　颈阔肌皮肤韧带

1- 面神经颈支　　　　3- 腮腺　　　　　5- 咬肌　　　　　7- 颈阔肌

2- 颈阔肌皮肤韧带　　4- 面神经下颊支　6- 面神经下颌缘支　8- 皮下组织层

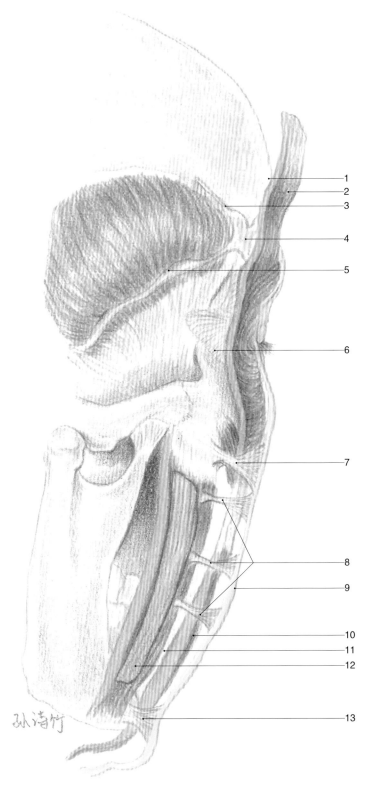

图 1-19 面部间隙与韧带模式图

1- 额肌下间隙   6- 眶外支持韧带   11- SMAS 下间隙

2- 额肌   7- 颧骨皮肤韧带   12- 咬肌筋膜

3- 颞上隔   8- 咬肌皮肤韧带   13- 下颌韧带

4- 颞融合线   9- 皮肤

5- 颞下隔   10- SMAS

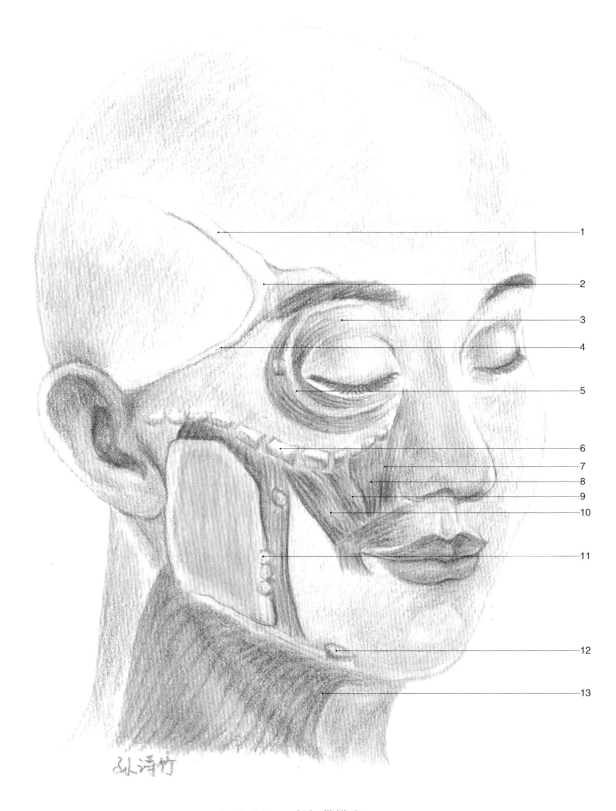

1
2
3
4
5
6
7
8
9
10
11
12
13

图 1–20　面部韧带模式图

1– 颞上隔	5– 眼轮匝肌支持韧带	9– 颧小肌	13– 颈阔肌
2– 颞融合线	6– 颧骨皮肤韧带	10– 颧大肌	
3– 眼轮匝肌	7– 提上唇鼻翼肌	11– 咬肌皮肤韧带	
4– 颞下隔	8– 提上唇肌	12– 下颌韧带	

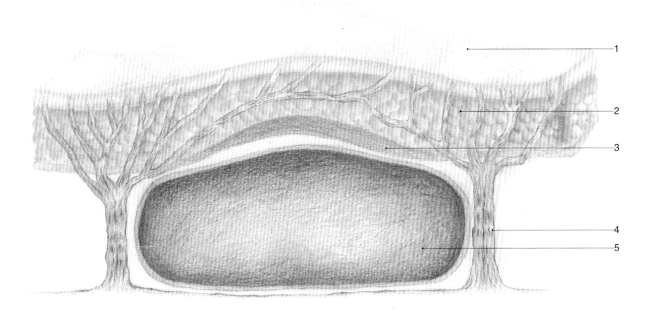

图 1-21　韧带与间隙分布关系模式图

1- 皮肤　　　　3- SMAS　　　5- 间隙
2- 浅层脂肪　　4- 韧带

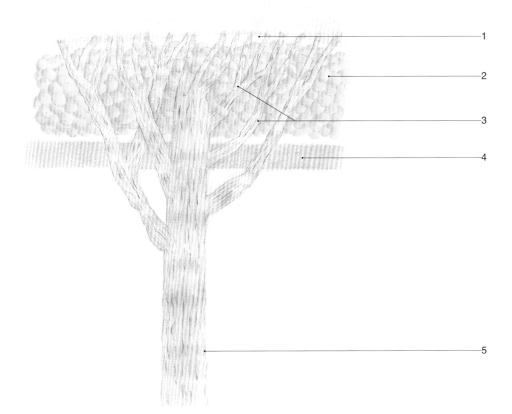

图 1-22　韧带走行模式图

1- 皮肤　　　3- 脂肪间隔　　　5- 韧带
2- 脂肪　　　4- SMAS

眶上切迹（或眶上孔）位于眶上缘的中、内 1/3 交界处，有眶上神经和眶上血管通过。眶下孔位于眶下缘中点下方 0.5～0.8cm 处，有眶下神经和眶下血管通过。颏孔位于下颌骨体上、下缘中点处，距正中线约 2.5cm（即下颌第 2 前磨牙牙根的下方），有颏神经和颏血管通过。

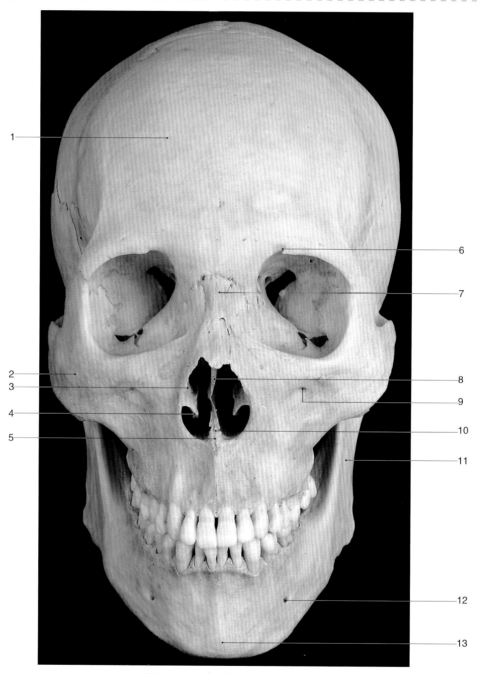

图 1-23　颅骨（前面观）

1- 额骨	5- 鼻前棘	9- 眶下孔	13- 颏隆突
2- 颧骨	6- 眶上切迹	10- 梨骨	
3- 梨状孔	7- 鼻骨	11- 下颌支	
4- 下鼻甲	8- 骨性鼻中隔（筛骨垂直板）	12- 颏孔	

颧弓由颧骨的颞突与颞骨的颧突连接形成，颧弓上方的半圆形凹陷为颞窝，有颞肌附着，颞窝向下经过颧弓的深面与颞下窝相通。下颌体与下颌支的后缘相移行部分为下颌角，有咬肌附着。

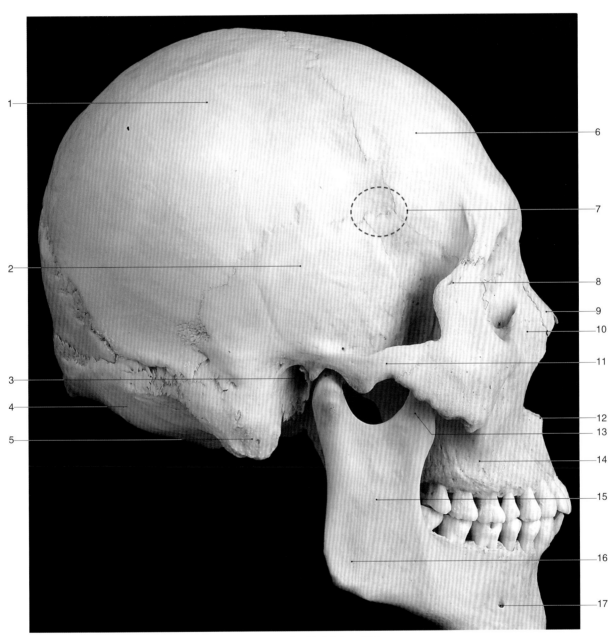

图 1-24 颅骨（侧面观）

1- 顶骨	6- 额骨	11- 颧弓	16- 咬肌粗隆
2- 颞骨	7- 翼点	12- 鼻前棘	17- 颏孔
3- 外耳门	8- 颧颞孔	13- 冠突	
4- 枕骨	9- 鼻骨	14- 上颌骨	
5- 乳突	10- 上颌骨额突	15- 下颌支	

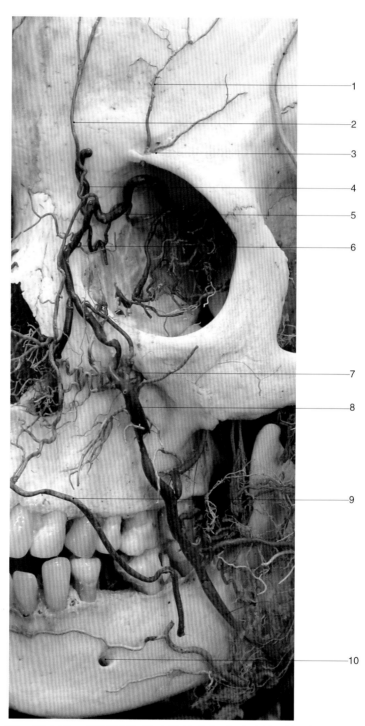

图 1-25　眶上孔、眶下孔和颏孔及其穿行动脉（铸型标本）

1- 眶上动脉　　5- 眼静脉　　9- 面动脉

2- 滑车上动脉　6- 内眦静脉　10- 颏孔

3- 眶上孔　　　7- 眶下孔

4- 滑车上静脉　8- 面静脉

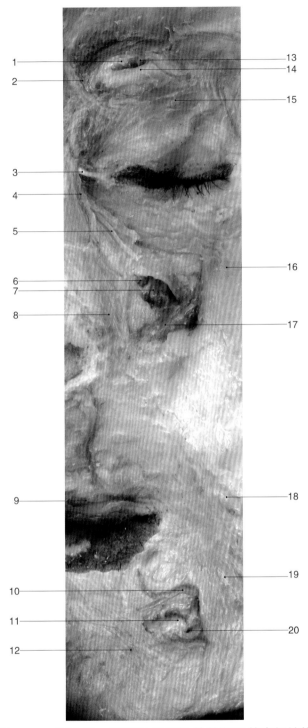

图 1-26 眶上孔、眶下孔和颏孔的位置及其穿行结构

1- 眶上静脉	6- 眶下静脉	11- 颏神经	16- 皮下组织层
2- 滑车上动脉	7- 眶下动脉	12- 降下唇肌	17- 颧小肌
3- 内眦韧带	8- 提上唇鼻翼肌	13- 眶上动脉	18- 面动脉
4- 内眦动脉	9- 上唇动脉	14- 眶上孔	19- 降口角肌
5- 内眦静脉	10- 下唇动脉	15- 眼轮匝肌	20- 颏孔

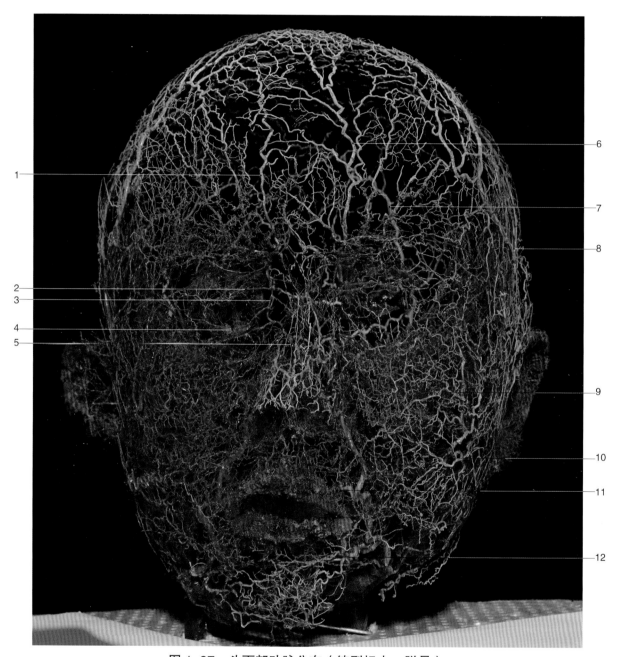

图 1-27　头面部动脉分布（铸型标本、脱骨）

1- 滑车上动脉　　　5- 鼻背动脉　　　　9- 面横动脉

2- 上睑动脉弓　　　6- 滑车上动脉　　　10- 面动脉

3- 内眦动脉　　　　7- 眶上动脉　　　　11- 上唇动脉

4- 下睑动脉弓　　　8- 颞浅动脉额支　　12- 下唇动脉

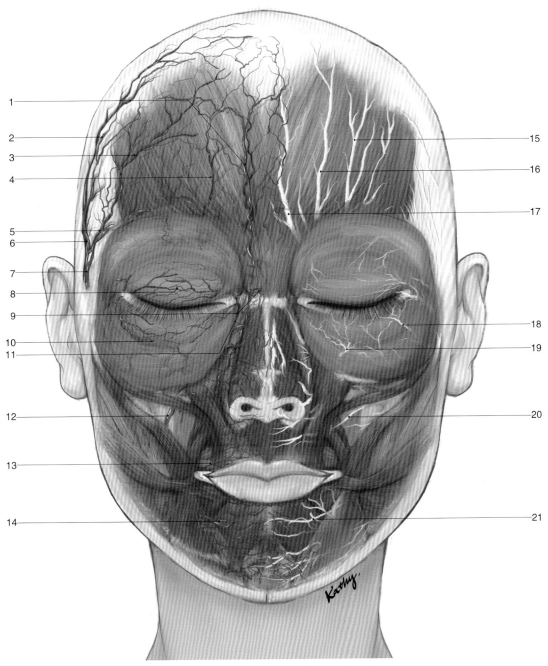

图 1–28 面部浅层血管分布模式图

1– 滑车上静脉

2– 颞浅静脉顶支

3– 颞浅静脉额支

4– 眶上动脉

5– 颞浅动脉额支

6– 颞浅动脉顶支

7– 颞浅静脉

8– 上睑动脉弓

9– 鼻背动脉

10– 下睑动脉弓

11– 内眦动脉

12– 面静脉

13– 上唇动脉

14– 下唇动脉

15– 眶上神经外侧支

16– 眶上神经内侧支

17– 滑车上神经

18– 面神经颞支

19– 眶下神经下睑支

20– 面神经颧支

21– 颏神经

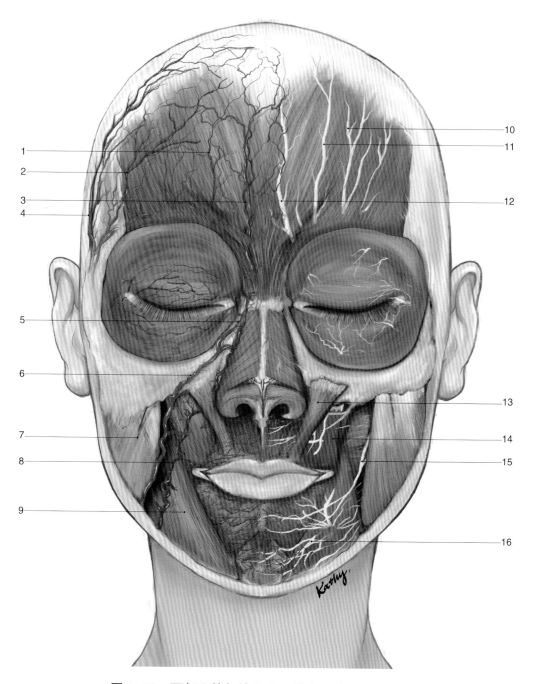

图 1-29　面部血管与神经分布模式图（口周深层）

1– 眶上动脉	5– 内眦静脉	9– 降口角肌	13– 提上唇肌
2– 颞浅动脉额支	6– 面静脉	10– 眶上神经外侧支	14– 提口角肌
3– 滑车上动脉	7– 咬肌	11– 眶上神经内侧支	15– 颊神经
4– 颞浅动脉顶支	8– 面动脉	12– 滑车上神经	16– 颏神经

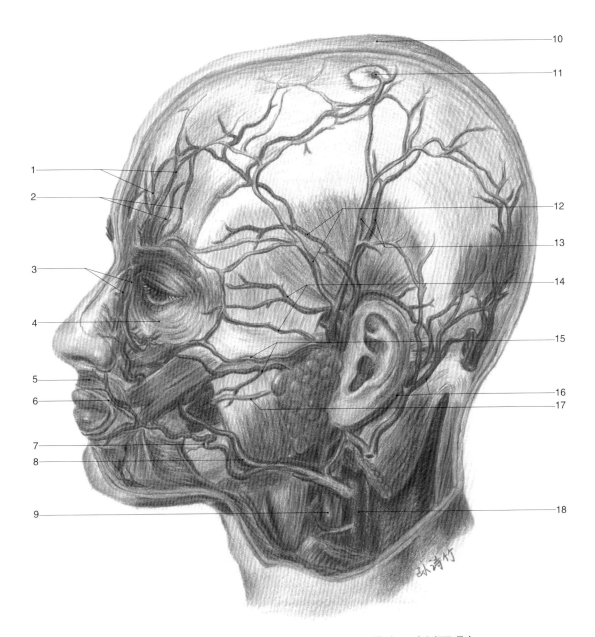

图 1-30 头面部表情肌和血管的分支分布模式图（侧面观）

1- 滑车上动、静脉　　7- 面动脉　　　　13- 颞浅动、静脉顶支

2- 眶上动、静脉　　　8- 面静脉　　　　14- 颧眶动、静脉

3- 内眦动、静脉　　　9- 颈外动脉　　　15- 面横动、静脉

4- 眼轮匝肌　　　　　10- 头皮　　　　　16- 耳后动、静脉

5- 口轮匝肌　　　　　11- 顶导静脉　　　17- 腮腺导管

6- 上唇动脉　　　　　12- 颞浅动、静脉额支　18- 颈内静脉

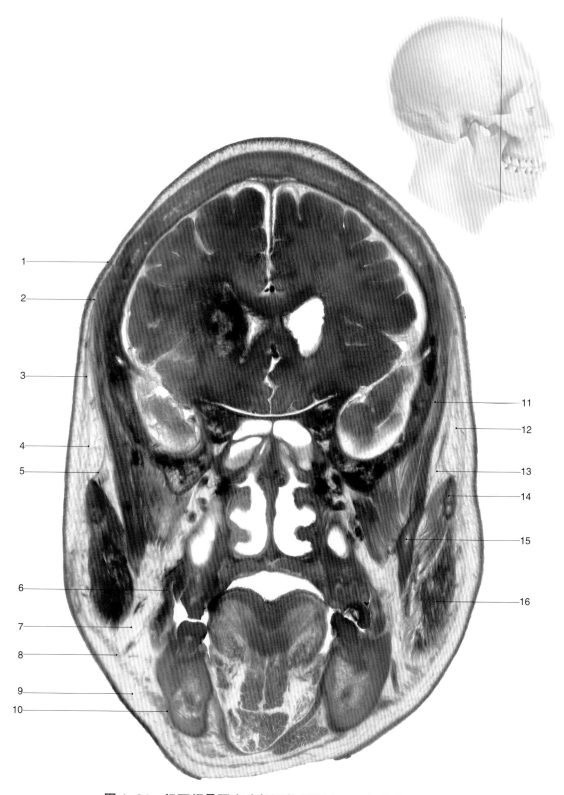

图 1-31　经下颌骨冠突头部冠状断面（P45 塑化断层）

1- 皮肤	5- 颞深筋膜深层	9- 颊外侧脂肪垫	13- 颞深脂肪垫
2- 皮下组织层	6- 颊肌	10- 下颌韧带	14- 颧骨
3- 颞浅筋膜	7- 颊脂垫	11- 颞肌	15- 下颌骨冠突
4- 颞深筋膜浅层	8- 颈阔肌	12- 颞浅脂肪垫	16- 咬肌

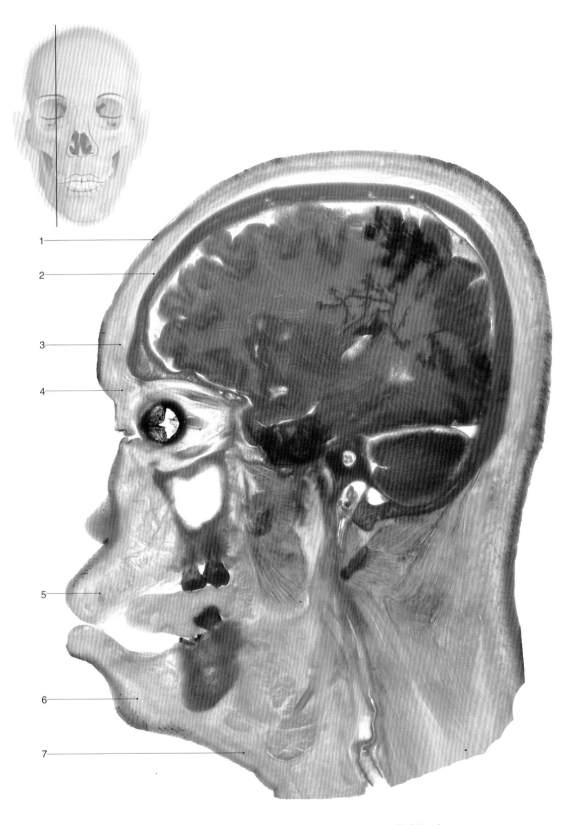

图 1-32　经眼球头部矢状断面（P45 塑化断层）

1- 皮肤　　　　　4- 眼轮匝肌　　　　7- 颈阔肌

2- 额肌下间隙　　5- 口轮匝肌

3- 额肌　　　　　6- 颏下脂肪垫

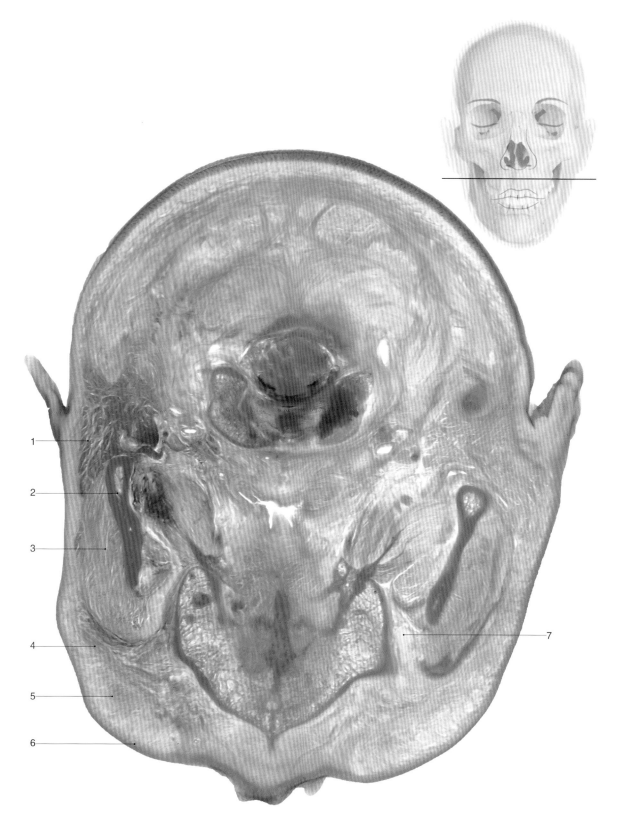

图 1-33　经下颌切迹头部水平断面（P45 塑化断层）

1– 腮腺	3– 咬肌	5– 颊内侧脂肪垫	7– 颊脂垫
2– 上颌支	4– SMAS 肌层	6– 皮肤	

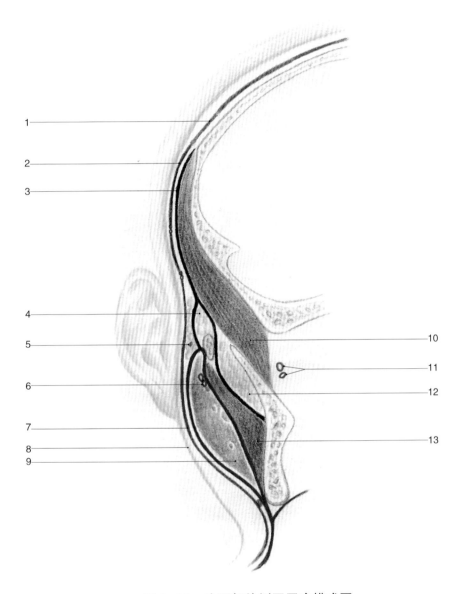

图 1-34　头面部外侧区层次模式图

1- 帽状腱膜	5- 面神经分支	9- 腮腺	13- 咬肌
2- 颞浅筋膜	6- 面横动、静脉	10- 颞肌	
3- 颞肌筋膜	7-SMAS	11- 上颌动、静脉	
4- 颞浅脂肪垫	8- 皮肤	12- 颞深脂肪垫	

第二章 额 部

额部浅筋膜（皮下组织）由坚韧的结缔组织和脂肪组织组成，菲薄而致密。结缔组织将皮肤与额肌紧密连接在一起，形成无数小间隔，内含脂肪、血管、神经等。额部局部凹陷、深重额纹可以通过填充透明质酸或自体脂肪矫正，但是由于组织质地紧密，注射阻力较大，注射的剂量受限。

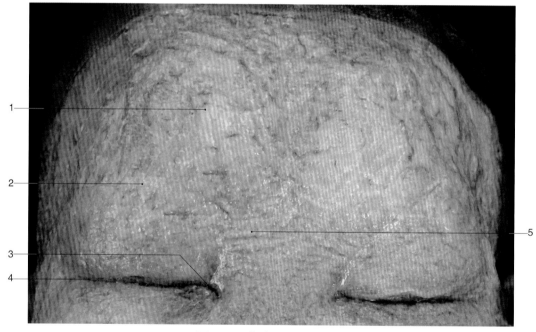

图 2-1　额部皮下组织层

1- 额部皮下浅筋膜	3- 内眦	5- 前额中央
2- 眶上脂肪垫	4- 外眦	

滑车上血管在眶上缘上方约 1 横指处，穿肌层进入皮下组织层，分布于额内侧部。在眶上缘以上注射应以深层为主，以下应以皮下浅层注射为主。

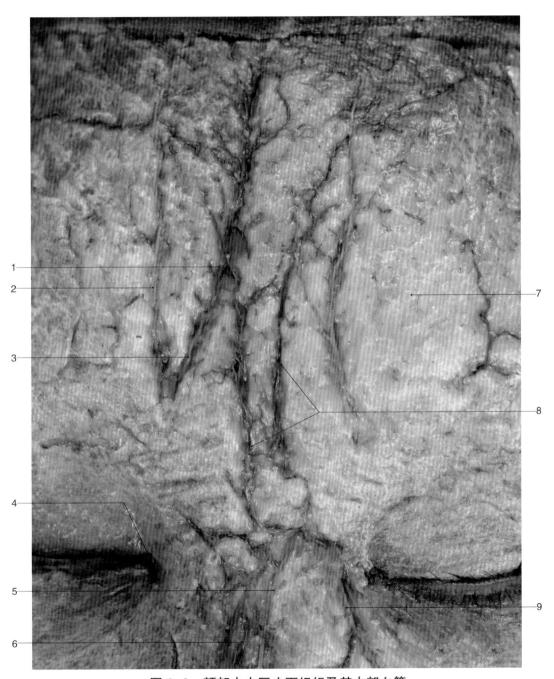

图 2-2　额部中央区皮下组织及其内部血管

1- 左、右滑车上静脉吻合点　　5- 鼻背动脉　　　　　　9- 内眦动脉

2- 滑车上动脉　　　　　　　　6- 鼻背静脉

3- 右滑车上静脉　　　　　　　7- 前额外侧部脂肪垫

4- 内眦　　　　　　　　　　　8- 左滑车上静脉

皱眉肌位于两侧眉弓之间，在眼轮匝肌眶部和额肌的深面，起自额骨鼻部，肌纤维斜向外上方，止于眉内侧半的皮肤。于皱眉肌注射肉毒素可改善眉间皱纹，即"川"字纹。

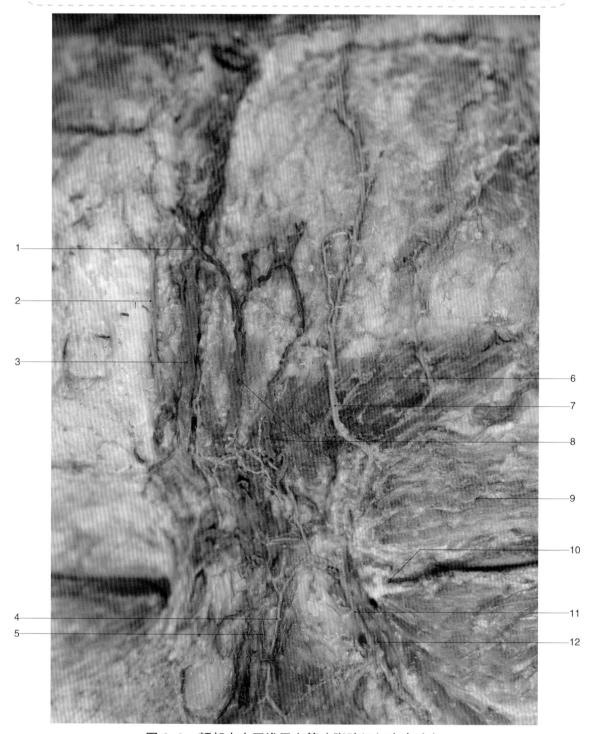

图 2-3　额部中央区浅层血管（脂肪组织未去除）

1- 滑车上静脉吻合点	5- 鼻背静脉	9- 眼轮匝肌
2- 滑车上动脉	6- 皱眉肌	10- 内眦
3- 右侧滑车上静脉	7- 左滑车上动脉	11- 内眦动脉
4- 鼻背动脉	8- 左滑车上静脉	12- 内眦静脉

颞浅动脉额支与滑车上动脉、泪腺动脉、眼动脉及对侧颞浅动脉额支等有较广泛的吻合。

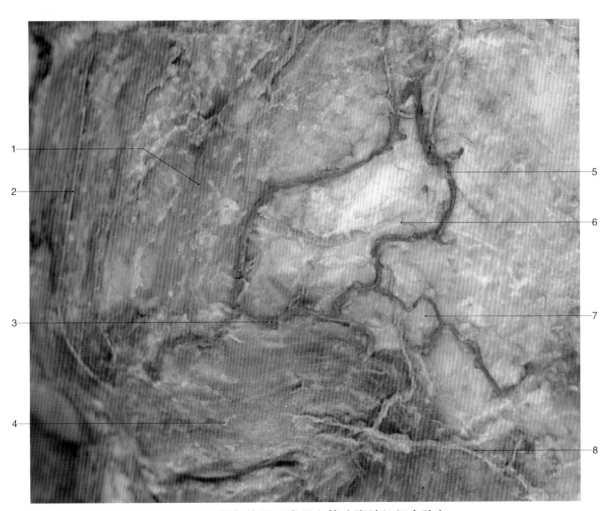

图 2-4　额部外侧区浅层血管（脂肪组织去除）

1- 额肌　　　　　　4- 眼轮匝肌　　　　　7- 眼轮匝肌后脂肪垫

2- 滑车上动脉　　　5- 颞浅静脉属支　　　8- 颧眶动脉

3- 眶上缘静脉弓　　6- 颞浅动脉额支

额肌下疏松结缔组织层由疏松结缔组织构成，活动度较大，填充阻力较小，注射填充剂后易塑形，不易出现凹凸不平，额部外形更为自然，适合填充自体脂肪。但是眶上动脉和神经在眶部出眶上孔后向外上方走行于此间隙内，因此在眉上区域注射时应注意回抽，避免将组织填充剂注入血管。

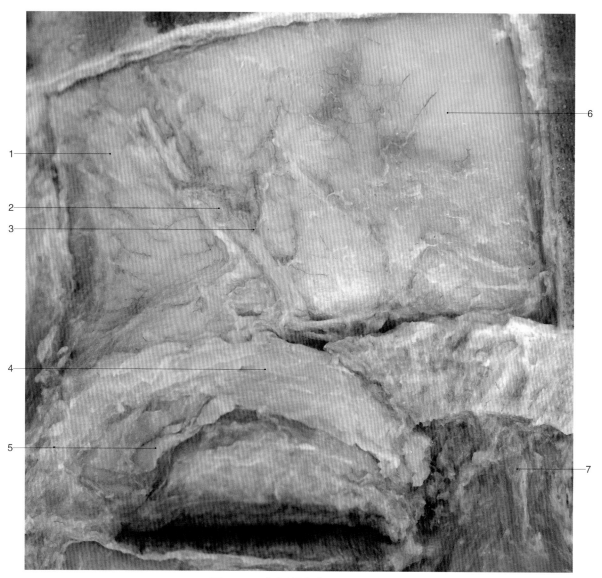

图 2-5　右侧额部额肌下间隙

1– 额肌下间隙　　4– 眼轮匝肌后脂肪垫　　7– 降眉间肌

2– 眶上神经　　　5– 眶隔脂肪

3– 眶上动脉　　　6– 额骨骨膜

眶上血管与眶上神经伴行，经眶上切迹或眶上孔向外上方走行，先于皱眉肌、额肌的深面走行，逐渐浅出，于眶上缘约 3 横指处穿额肌，继而走行于皮下组织层，分布于额外侧区。额部的血管总体走行为由深至浅，注射皮肤组织充填剂过程中应尽量避开血管走行层次，减少误入血管的可能。

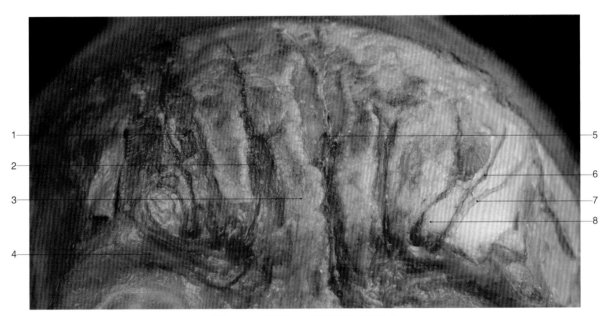

图 2-6 额部血管位置和层次 I

1- 额肌	4- 眼轮匝肌	7- 眶上静脉
2- 滑车上动脉	5- 滑车上静脉	8- 额肌下间隙
3- 额部中央脂肪垫	6- 眶上动脉	

两侧滑车上血管在额中央区出现吻合。滑车上动脉出眶后在皱眉肌和眼轮匝肌之间向上走行，之后在眶上缘上方穿出额肌，在皮下组织层走行。

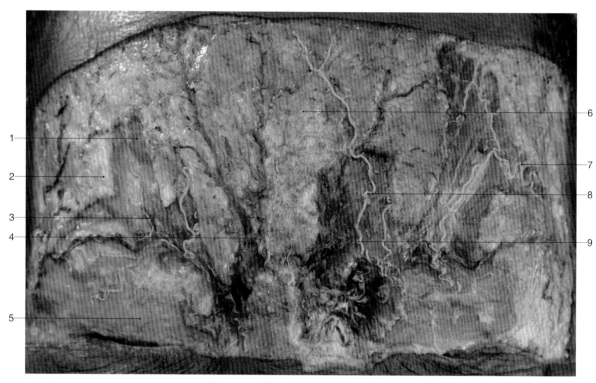

图 2-7　额部血管位置和层次 Ⅱ

1- 额肌

2- 前额外侧脂肪垫

3- 眶上动、静脉（额肌下间隙）

4- 滑车上静脉（皮下层）

5- 眼轮匝肌

6- 前额中央脂肪垫

7- 颞浅动脉额支

8- 滑车上动脉（皮下深层）

9- 滑车上动脉（眼轮匝肌下层）

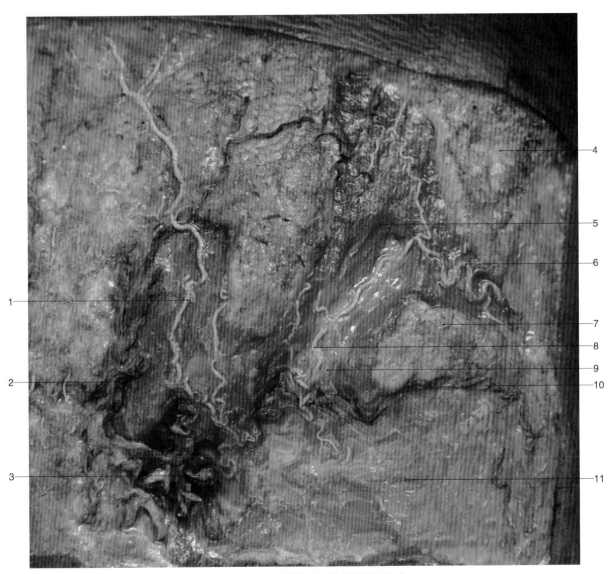

图 2-8　左侧额部血管位置和层次

1- 滑车上动脉 　　　　5- 额肌 　　　　　　　9- 眶上神经

2- 滑车上静脉 　　　　6- 颞浅动脉额支 　　　10- 眶上缘静脉弓

3- 眼静脉 　　　　　　7- 眶上脂肪垫 　　　　11- 眼轮匝肌

4- 前额外侧脂肪垫 　　8- 眶上动脉

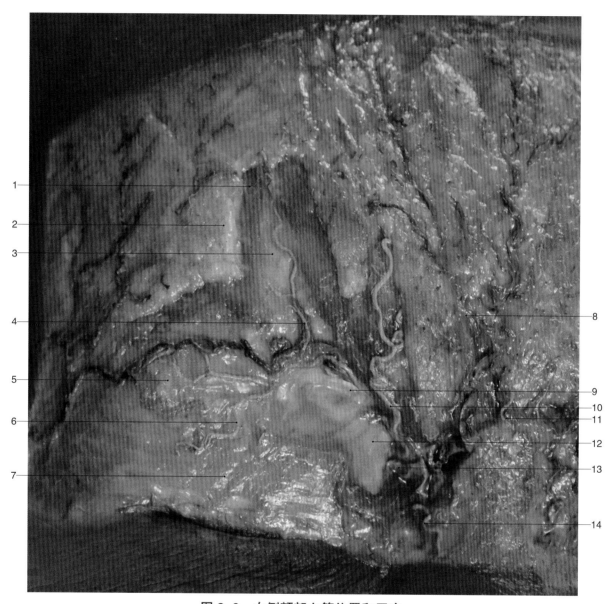

图 2-9　右侧额部血管位置和层次

1- 额肌　　　　　　6- 上睑动脉　　　　　11- 前额中央动脉

2- 前额外侧脂肪垫　7- 眼轮匝肌　　　　　12- 眼轮匝肌后脂肪垫

3- 额肌下间隙　　　8- 滑车上静脉　　　　13- 眼静脉

4- 眶上动、静脉　　9- 眼轮匝肌支持韧带　14- 鼻背动脉

5- 眉脂肪垫　　　　10- 滑车上动脉

滑车上血管、眶上血管分别分为额支、眶支。额支向上走行，分布于额顶区；眶支向外走行，参与形成眶周深血管弓。

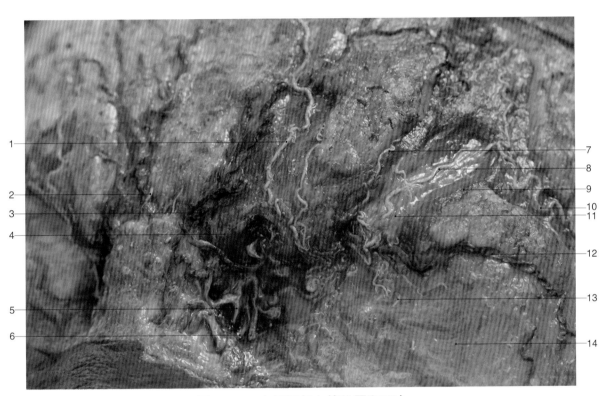

图 2-10　左侧眉部血管位置和层次

1- 滑车上动脉　　　　6- 眼动脉　　　　　　11- 眶上神经

2- 前额中央动脉　　　7- 眶上动脉内侧支　　12- 眶上缘静脉弓

3- 滑车上静脉　　　　8- 眶上动脉外侧支　　13- 上睑动脉

4- 降眉肌　　　　　　9- 额肌　　　　　　　14- 眼轮匝肌

5- 眼静脉　　　　　　10- 颞浅动脉额支

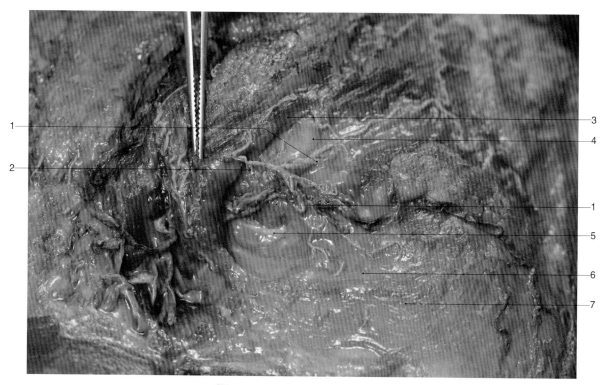

图 2-11　左侧眉部深层血管

1- 眶上神经　　　　4- 额肌下间隙　　　　7- 眼轮匝肌

2- 眶上动、静脉　　5- 眶上孔

3- 额肌　　　　　　6- 眼轮匝肌后脂肪垫

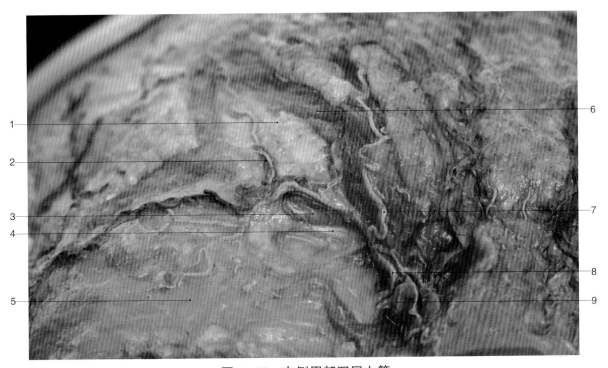

图 2-12　右侧眉部深层血管

1- 额肌下间隙	4- 眶上孔	7- 滑车上动脉
2- 眶上动、静脉	5- 眼轮匝肌	8- 眼动脉
3- 眶上神经	6- 额肌	9- 眼上静脉

额肌扁阔而薄，向颅顶与帽状腱膜相延续，向下止于眉部皮肤。对额肌与眼轮匝肌外侧部的联合注射可松解眼轮匝肌对眉外侧部的下拉力，使眉梢上移。

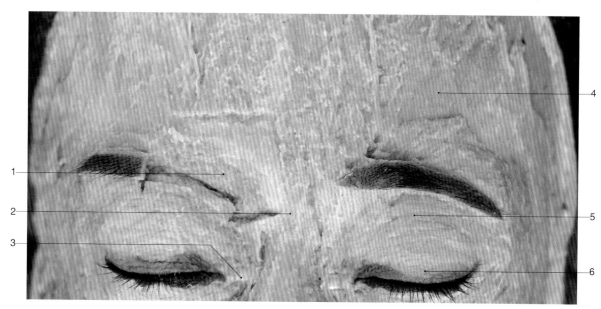

图 2-13　额部、眉部表情肌 Ⅰ

| 1- 皱眉肌 | 3- 内眦韧带 | 5- 眼轮匝肌眶部 |
| 2- 降眉间肌 | 4- 额肌 | 6- 眼轮匝肌睑部 |

降眉间肌起于鼻骨下缘和侧鼻软骨上缘的筋膜，止于额部的眉间皮肤深层。降眉肌起于鼻骨与鼻外侧软骨连接处以上，止于两眉内侧部的皮肤深层。眶上动脉走行于皱眉肌的内侧部深面至皱眉肌上缘之间。

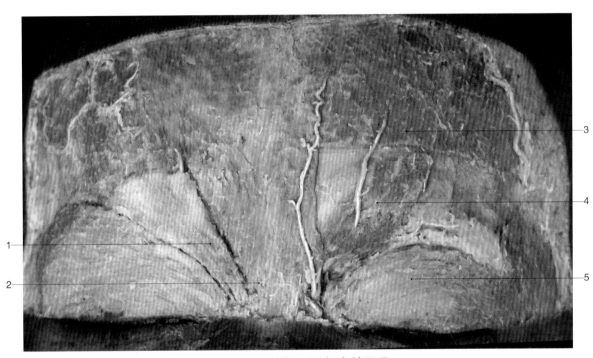

图 2-14 额部、眉部表情肌 Ⅱ

1- 降眉肌   3- 额肌   5- 眼轮匝肌

2- 降眉间肌   4- 皱眉肌

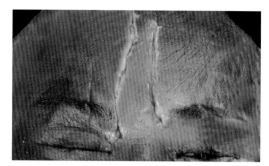

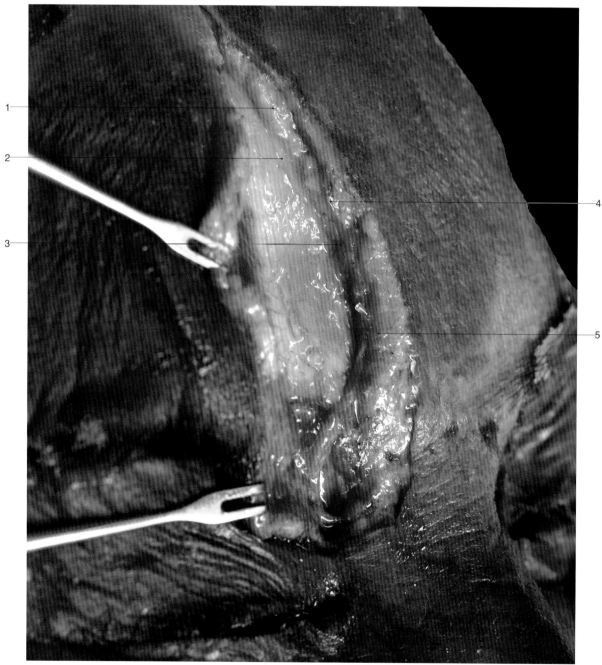

图 2-15   滑车上动脉走行层次（矢状断面）

1– 皮下组织   3– 额肌   5– 皮下组织

2– 额肌下间隙   4– 滑车上动脉

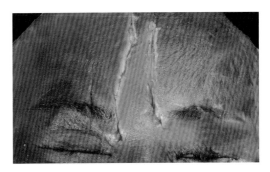

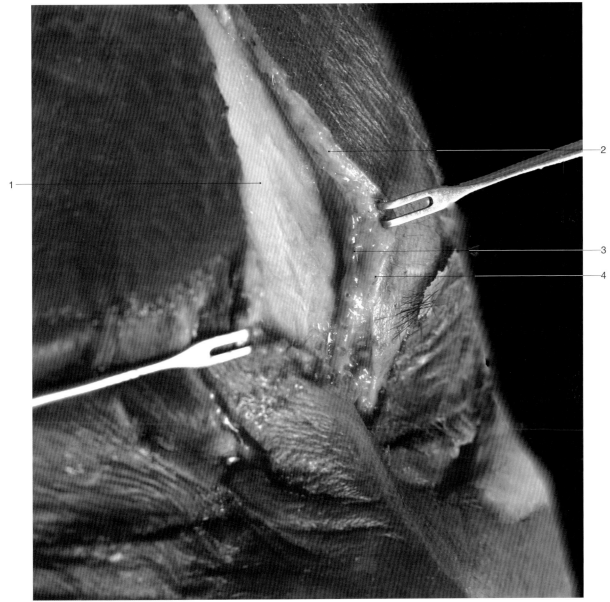

图 2-16 滑车上静脉走行层次（矢状断面）

1- 额肌下间隙　　　3- 滑车上静脉

2- 真皮　　　　　　4- 皮下组织

滑车上动脉的走行特点为逐层浅出。

滑车上静脉于滑车上切迹出眶，在肌深部走行，在眶上由深至浅穿出，走行于额肌表面。

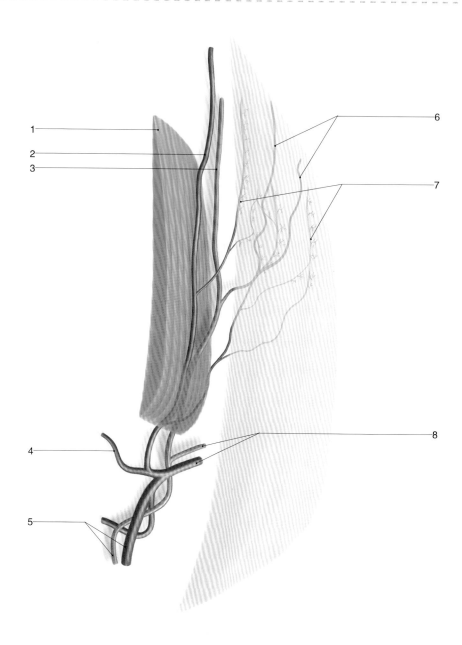

图 2-17 滑车上血管走行模式图（矢状位）

1- 额肌	4- 眼静脉	7- 静脉网
2- 滑车上静脉	5- 面动、静脉	8- 内眦动、静脉
3- 滑车上动脉	6- 动脉网	

额部两侧区域注射以深层为主，以防损伤颞部血管神经，但在深层注射时应注意眶上动脉的分支。

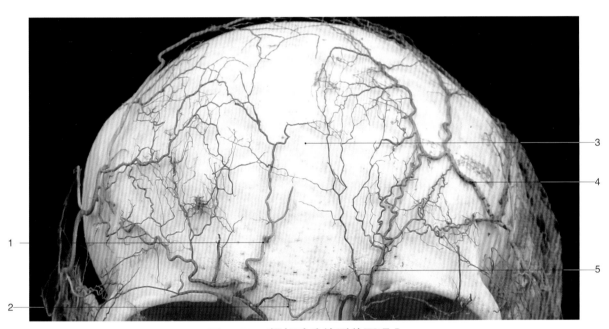

图 2-18 额部动脉铸型前面观 I

1- 右滑车上动脉　　　3- 额骨　　　　　5- 眶上动脉

2- 鼻横动脉　　　　　4- 颞浅动脉额支

眉部以上 2cm 以内的区域由于眶上动脉和滑车上动脉在深层走行，故应尽量避免注射在此部位，以防引起栓塞。

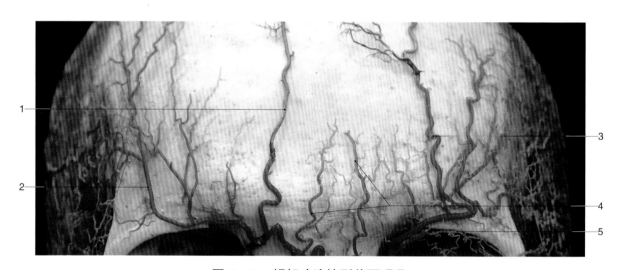

图 2-19　额部动脉铸型前面观 Ⅱ

1- 滑车上动脉	3- 左眶上动脉	5- 眶深动脉弓
2- 右眶上动脉	4- 前额中央动脉	

额部中央区域眶上动脉和滑车上动脉由深层进入浅层，因此尽量将皮肤组织充填剂注入深层。

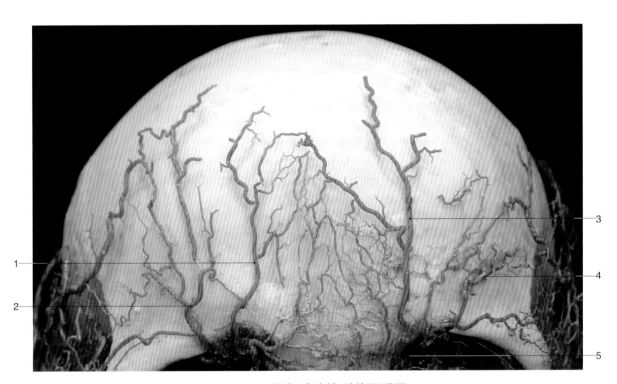

图 2-20 额部动脉铸型前面观 Ⅲ

| 1- 右滑车上动脉 | 3- 左滑车上动脉 | 5- 左眼动脉 |
| 2- 右眶上动脉 | 4- 左眶上动脉 | |

如图所示，额部、眉部之间血管吻合较为丰富，其中眶上缘血管密度大，动脉管径较粗，注射时切勿操作粗暴，避免损伤血管。

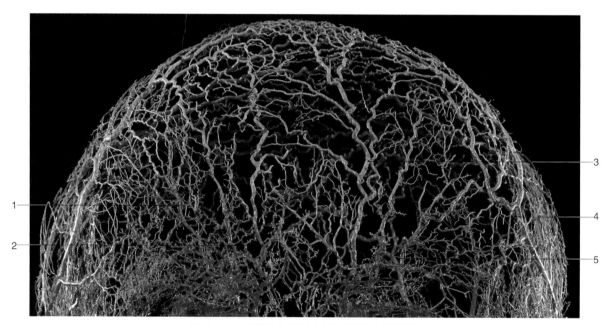

图 2-21　额部动脉铸型前面观（脱骨）

1- 右眶上动脉　　　　　3- 左滑车上动脉　　　　　5- 左眶上动脉

2- 右滑车上动脉　　　　4- 颞浅动脉额支

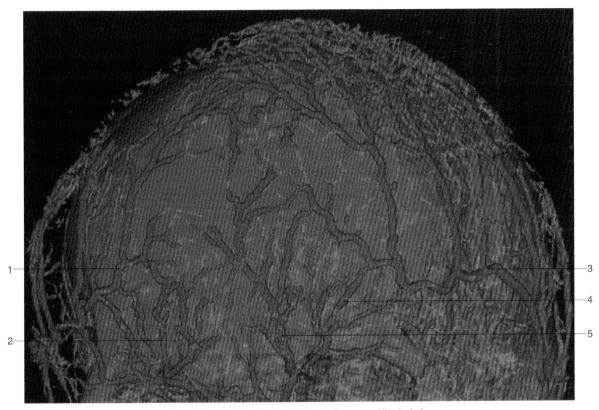

图 2-22 额部动脉前面观（CT 三维重建）

1– 右颞浅动脉额支　　3– 左颞浅动脉额支　　5– 左滑车上动脉

2– 右滑车上动脉　　　4– 眶上动脉

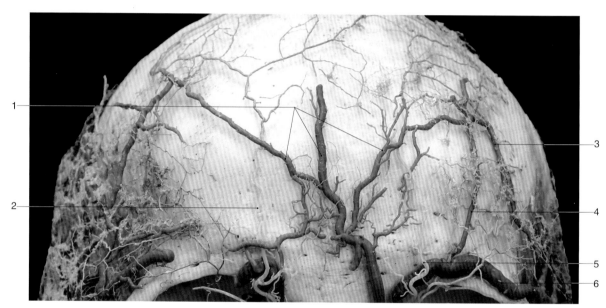

图 2-23 额部动、静脉铸型前面观

1- 滑车上静脉　　3- 颞浅静脉额支　　5- 滑车上动脉

2- 滑车上动脉　　4- 眶上静脉　　　　6- 眶周深静脉弓

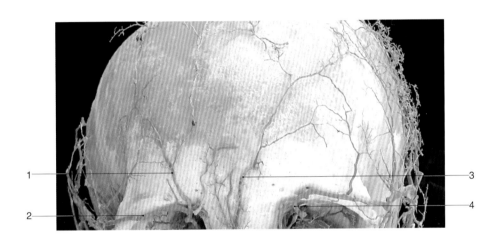

图 2-24 额部静脉铸型前面观

1- 眶上静脉　　　　3- 滑车上静脉

2- 眶周深静脉弓　　4- 眼上静脉

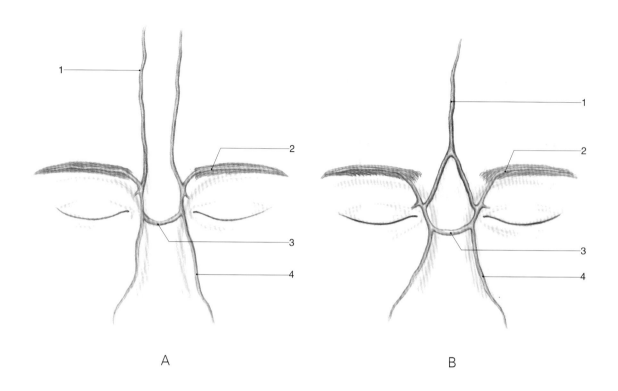

A   B

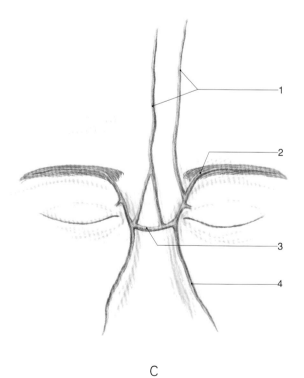

C

图 2-25   滑车上静脉变异模式图

1- 滑车上静脉   3- 鼻横静脉

2- 眶上缘静脉弓   4- 内眦静脉

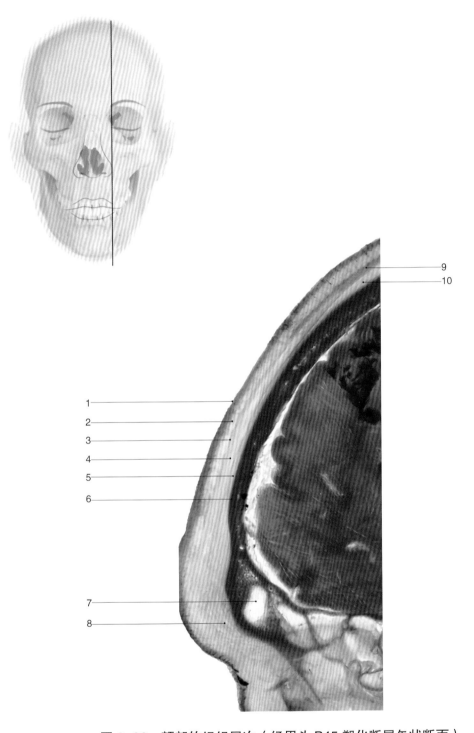

图 2-26 额部软组织层次（经眉头 P45 塑化断层矢状断面）

1– 皮肤	5– 额骨骨膜	9– 帽状腱膜
2– 皮下组织	6– 额骨	10– 腱膜下疏松结缔组织
3– 额肌	7– 额窦	
4– 额肌下间隙	8– 皱眉肌	

第三章   鼻根区

　　鼻根区的横向穿行血管，主要由滑车上血管、内眦血管、鼻背血管与对侧血管吻合形成，多分布在眉头与内眦连线的中点水平高度处。鼻根部眉间有丰富的血管网，注射过程中应注意回抽，勿强行推注，以免栓塞血管。

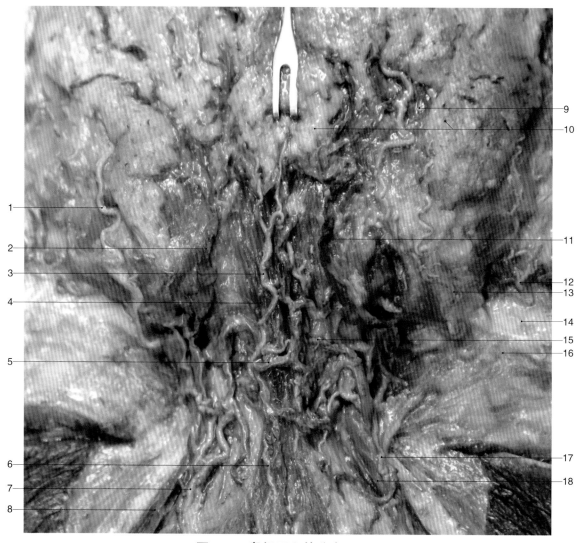

图 3-1　鼻根区血管分布 I (1)

1– 右侧滑车上动脉	7– 右侧内眦动脉	13– 左侧滑车上动脉
2– 右侧滑车上静脉	8– 右侧内眦静脉	14– 眶隔
3– 前额中央动脉	9– 额肌	15– 鼻横动脉
4– 降眉间肌	10– 皮下组织层	16– 眼轮匝肌
5– 鼻横静脉	11– 左侧滑车上静脉	17– 左侧内眦动脉
6– 鼻背动脉	12– 眶上动脉	18– 左侧内眦静脉

鼻横动脉、鼻横静脉位于皮下组织层，降眉间肌的浅面。

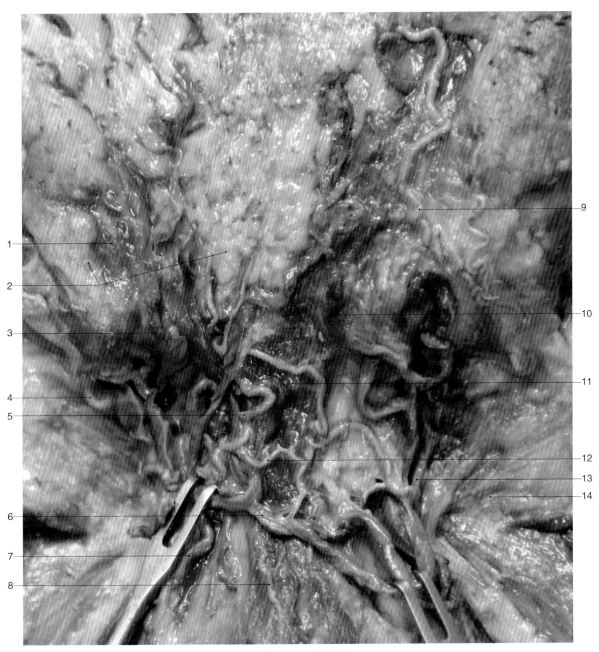

图 3-2 鼻根区血管分布 I (2)

1- 额肌	6- 鼻横静脉	11- 降眉间肌
2- 皮下组织层	7- 右侧内眦动脉	12- 鼻横动脉
3- 右侧滑车上静脉	8- 鼻背动脉	13- 左侧眼动脉
4- 右侧滑车上动脉	9- 左侧滑车上动脉	14- 眼轮匝肌
5- 前额中央动脉	10- 左侧滑车上静脉	

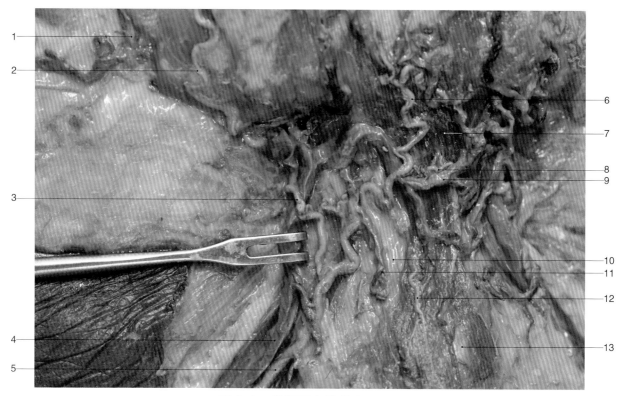

图 3-3　鼻根区血管分布 I (3)

1- 右侧眶上动脉	6- 前额中央动脉	11- 鼻背静脉
2- 右侧滑车上动脉	7- 降眉间肌	12- 鼻背动脉
3- 右侧眼动脉	8- 鼻横动脉	13- 鼻外侧软骨
4- 右侧内眦静脉	9- 鼻横静脉	
5- 右侧内眦动脉	10- 鼻背深筋膜	

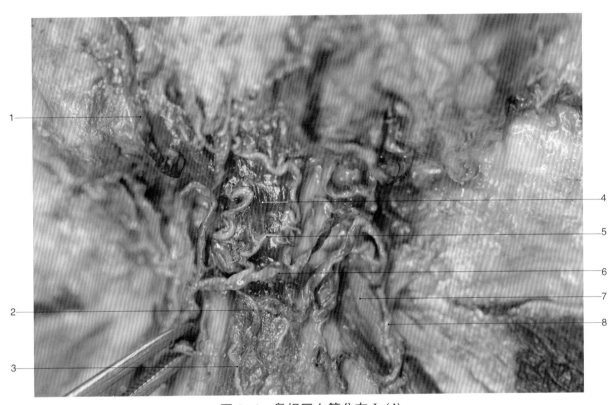

图 3-4　鼻根区血管分布 I (4)

1– 右侧滑车上静脉　　5– 鼻横动脉

2– 鼻背静脉　　　　　6– 鼻横静脉

3– 鼻背动脉　　　　　7– 左侧内眦静脉

4– 降眉间肌　　　　　8– 左侧内眦动脉

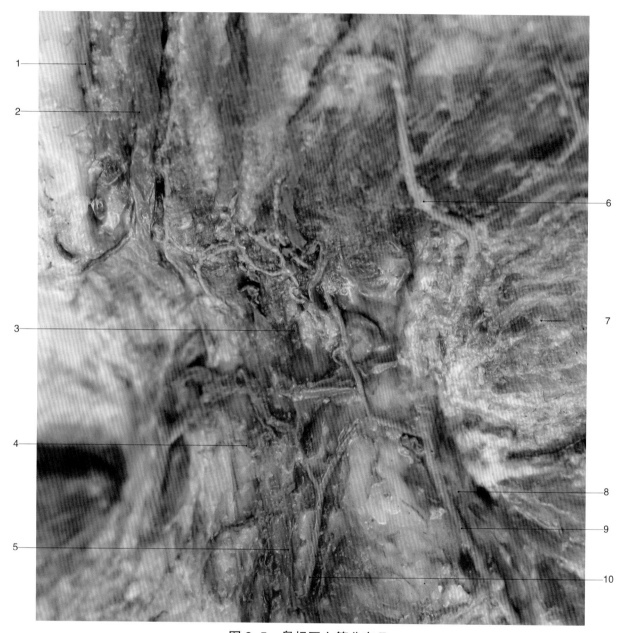

图 3-5　鼻根区血管分布 Ⅱ

1- 右侧滑车上动脉　　5- 鼻背静脉　　　　9- 左侧内眦动脉

2- 右侧滑车上静脉　　6- 左侧滑车上动脉　10- 鼻背动脉

3- 降眉间肌　　　　　7- 眼轮匝肌

4- 鼻横动脉　　　　　8- 左侧内眦静脉

　　鼻背动脉为眼动脉的重要分支，在鼻根区域注射，材料有逆行栓塞血管的可能，可沿眼动脉阻塞视网膜中央动脉引起失明，进入大脑中央动脉引起脑梗死。

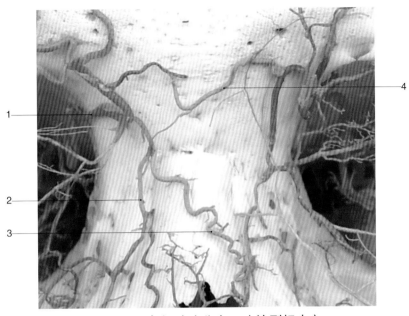

图 3-6　鼻根动脉分布Ⅰ（铸型标本）

1– 眼动脉	3– 鼻背动脉
2– 内眦动脉	4– 鼻横动脉

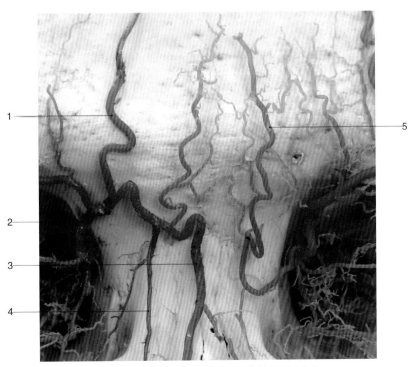

图 3-7　鼻根动脉分布Ⅱ（铸型标本）

1– 右滑车上动脉	3– 鼻背动脉	5– 左滑车上动脉
2– 眼动脉	4– 内眦动脉	

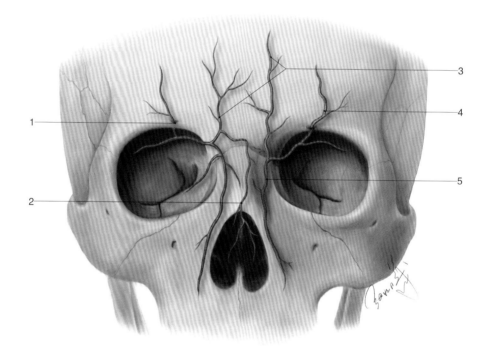

图 3-8　鼻根区动脉分布模式图

1- 眶上孔　　　3- 滑车上动脉　　　5- 内眦动脉

2- 鼻背动脉　　4- 眶上动脉

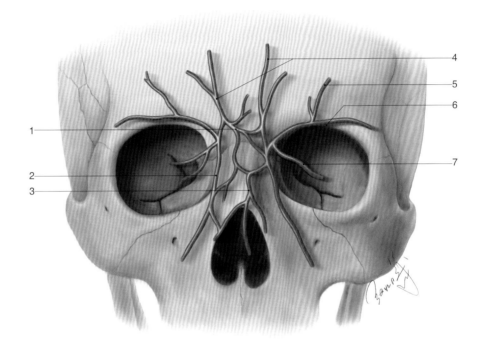

图 3-9 鼻根区静脉分布模式图

1– 鼻横静脉   5– 眶上静脉

2– 内眦静脉   6– 眶上缘静脉弓

3– 鼻背静脉   7– 眼上静脉

4– 滑车上静脉

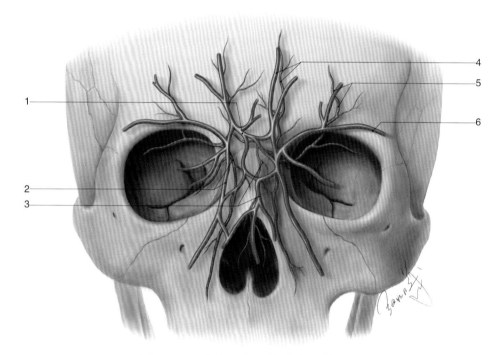

图 3-10　鼻根区动、静脉分布模式图

1- 鼻横静脉	3- 鼻背动、静脉	5- 眶上动、静脉
2- 内眦动、静脉	4- 滑车上动、静脉	6- 眶上缘静脉弓

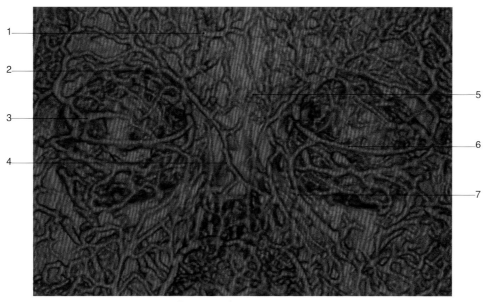

图 3-11　鼻根区动脉分布（CT 三维重建）

1- 右滑车上动脉　　　3- 上睑动脉弓　　　5- 鼻横动脉　　　7- 内眦动脉

2- 眶上缘动脉弓　　　4- 鼻背动脉　　　6- 上睑缘动脉弓

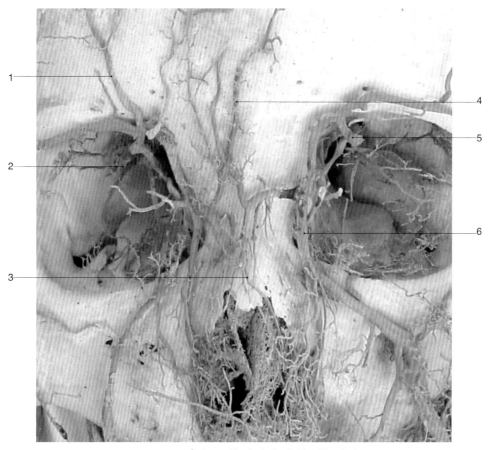

图 3-12　鼻根区静脉分布（铸型标本）

1- 眶上静脉　　　3- 鼻背静脉　　　5- 左眼上静脉

2- 右眼上静脉　　　4- 滑车上静脉　　　6- 内眦静脉

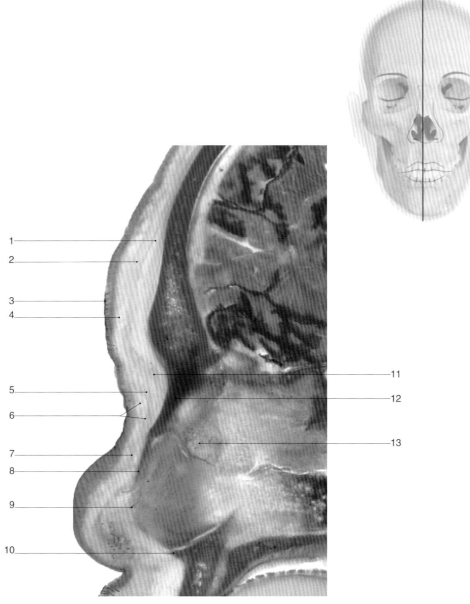

图 3-13　鼻正中矢状断面（P45 塑化断层）

1– 额肌下间隙	6– 鼻横血管	11– 皱眉肌
2– 额肌	7– 鼻肌横部	12– 鼻骨
3– 皮肤	8– 鼻外侧软骨	13– 筛骨垂直板
4– 皮下组织层	9– 鼻中隔软骨	
5– 降眉间肌	10– 鼻前棘	

第四章　鼻　部

　　压鼻孔肌，又称鼻孔收缩肌，为鼻肌横部，起自上颌骨尖牙及侧切牙的齿槽，肌纤维先斜向上外方，然后绕过鼻翼逐渐增宽，弯向内侧，在鼻背与对侧借腱膜相连。鼻肌收缩产生鼻背纹，注射肉毒素时须做皮下表浅注射，注射时要注意不要影响提上唇鼻翼肌，注射点位置略偏向内侧。针对露龈笑，可以选择注射提上唇鼻翼肌，左、右各1个注射点，注射需精准，避免发生不对称。

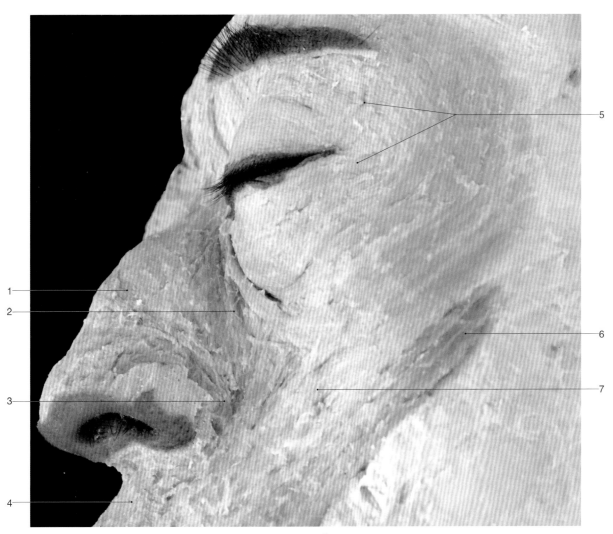

图 4-1　鼻肌

1- 鼻肌横部	5- 眼轮匝肌
2- 提上唇鼻翼肌	6- 颧大肌
3- 鼻肌翼部	7- 颧小肌
4- 口轮匝肌	

鼻根注射时须注射在骨膜层，避开浅层粗大血管。

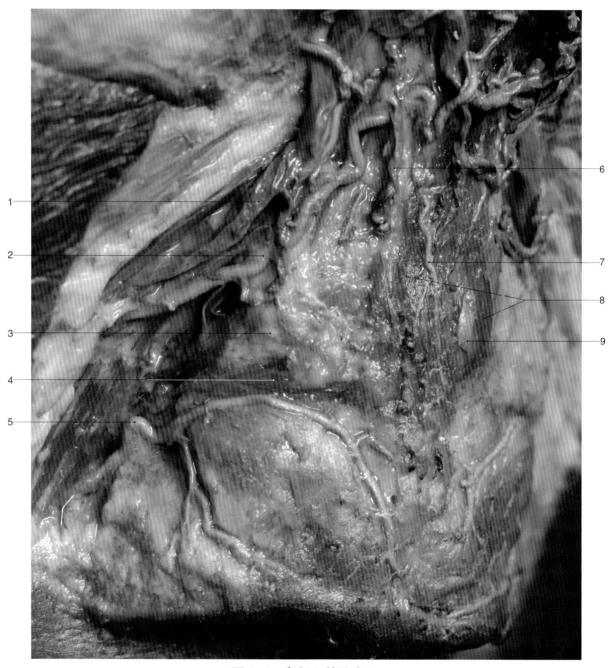

图 4-2 鼻部血管分布 I

1- 内眦静脉   4- 鼻肌翼部   7- 鼻背动脉

2- 内眦动脉   5- 鼻翼动脉   8- 鼻肌横部

3- 皮下组织   6- 鼻背静脉   9- 鼻外侧软骨

鼻根、鼻背以及鼻外侧面有眼动脉的鼻背动脉和面动脉鼻外侧支分布，它们与眶下动脉分支有吻合存在；鼻翼有面动脉的鼻翼支分布。内眦动脉与鼻背动脉相吻合。

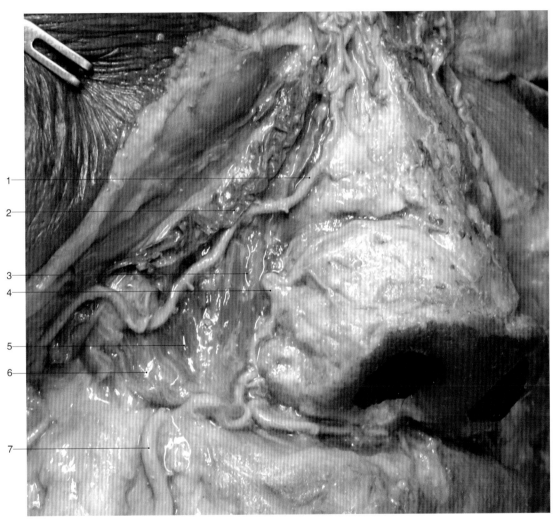

图 4-3　鼻部血管分布 Ⅱ

1- 内眦动脉	4- 鼻翼动脉	7- 面动脉
2- 内眦静脉	5- 提上唇肌	
3- 提上唇鼻翼肌	6- 颧小肌	

鼻小叶（指外鼻鼻软骨支撑的区域）的皮肤最厚，皮脂腺丰富，且与下方组织附着紧密，过多的注射会使鼻尖压力增加，从而导致栓塞的发生。

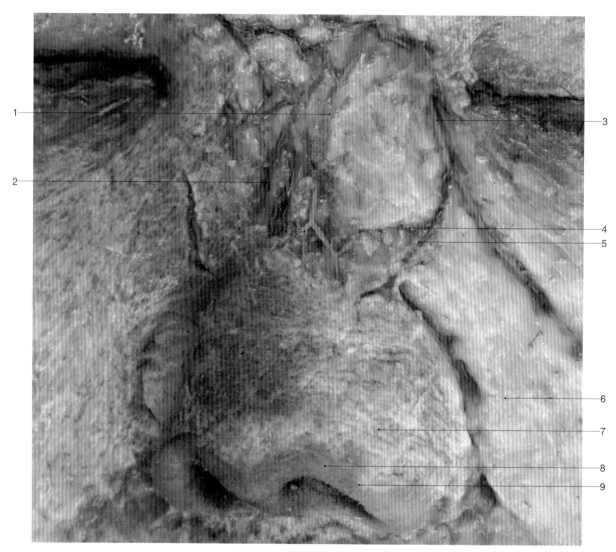

图 4-4　鼻部浅层血管 I

1- 鼻背动脉	4- 鼻外侧动脉	7- 真皮组织
2- 鼻背静脉	5- 鼻外侧静脉	8- 鼻翼
3- 内眦动脉	6- 鼻唇颊脂肪垫	9- 皮肤

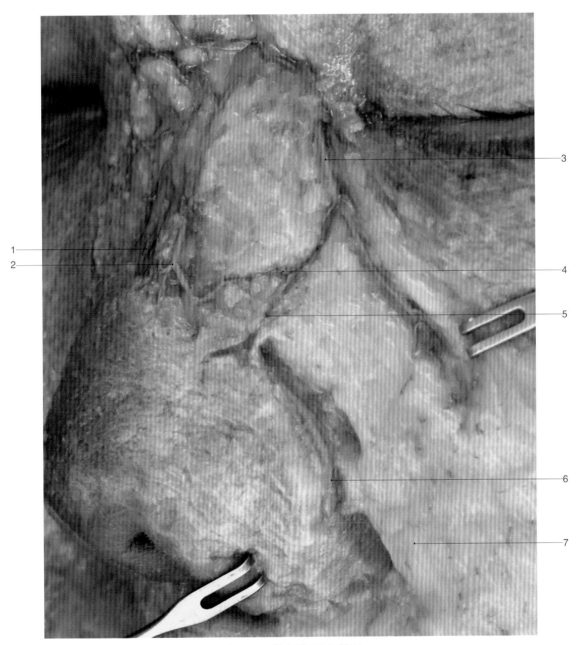

图 4-5　鼻部浅层血管Ⅱ

1- 鼻背静脉　　　4- 鼻外侧动脉　　　7- 鼻唇颊脂肪垫

2- 鼻背动脉　　　5- 鼻外侧静脉

3- 内眦动脉　　　6- 鼻翼动脉

鼻的上部和中部皮下组织和脂肪较少，与深面的鼻骨和软骨连接较疏松，有移动性。在鼻的下部，皮下组织较发达，有少量脂肪，与鼻尖和鼻翼的连接较牢固，无移动性。

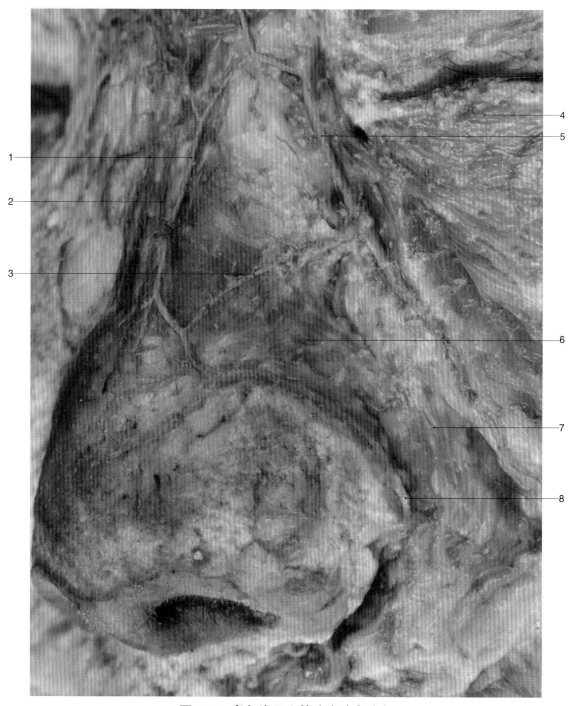

图 4-6　鼻部浅层血管（脂肪去除）

1- 鼻背动脉　　　4- 眼轮匝肌　　　7- 提上唇鼻翼肌

2- 鼻背静脉　　　5- 内眦动脉　　　8- 鼻翼动脉

3- 鼻外侧动脉　　6- 鼻肌翼部

鼻背深筋膜介于鼻部肌层与鼻骨膜、软骨膜层之间。

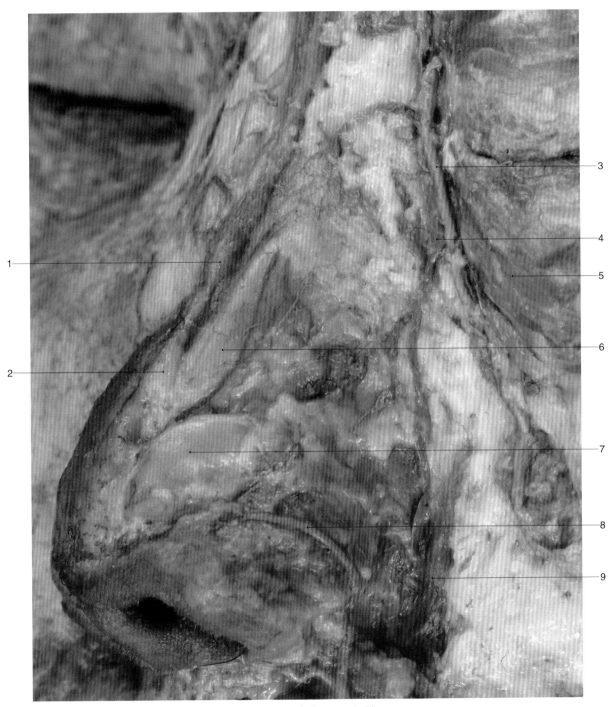

图 4-7　鼻部深层血管

1- 肌层　　　　　4- 内眦静脉　　　　7- 鼻翼大软骨

2- 皮下组织　　　5- 眼轮匝肌　　　　8- 鼻翼动脉

3- 内眦动脉　　　6- 鼻外侧软骨　　　9- 提上唇鼻翼肌

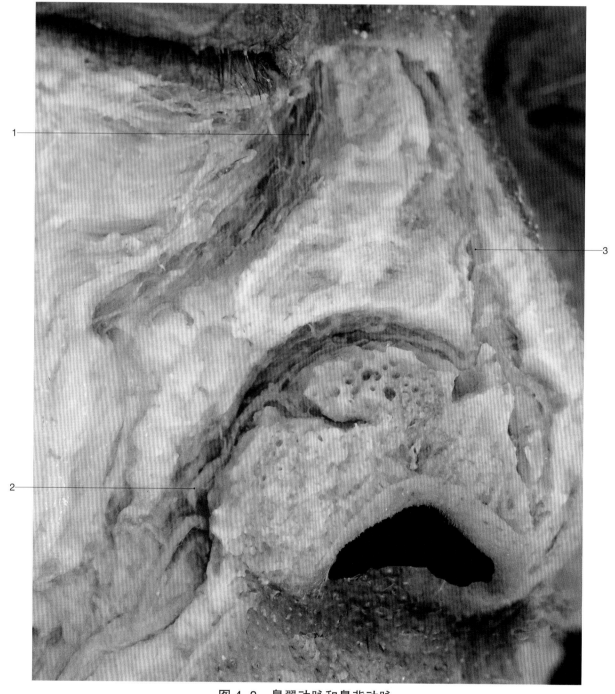

图 4-8　鼻翼动脉和鼻背动脉

1– 内眦动脉　　　2– 鼻翼动脉　　　3– 鼻背动脉

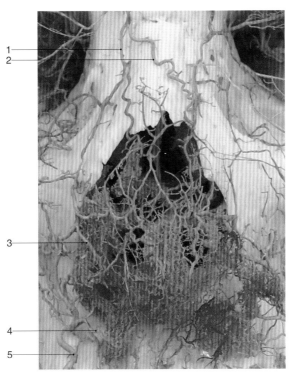

图 4-9　鼻部动脉分布（铸型标本）

1- 内眦动脉　　　3- 鼻翼动脉　　　5- 面动脉
2- 鼻背动脉　　　4- 鼻底动脉

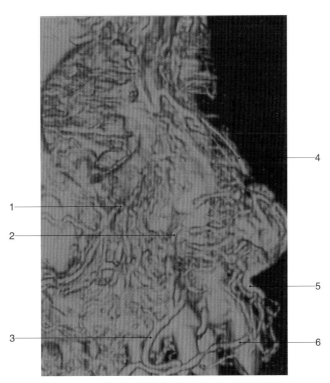

图 4-10　鼻部动脉分布（CT 三维重建）

1- 眶下动脉　　　3- 面动脉　　　5- 鼻底动脉
2- 鼻翼动脉　　　4- 鼻背动脉　　　6- 上唇动脉

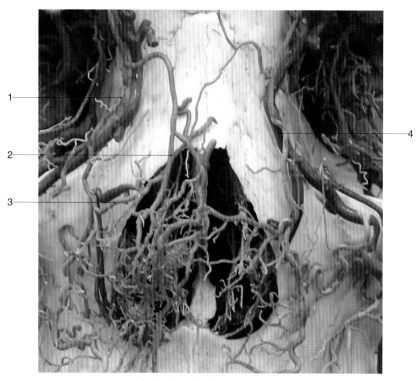

图 4-11　鼻部动、静脉分布 I（铸型标本）

1– 内眦动脉　　　　3– 鼻翼动脉

2– 鼻背动脉　　　　4– 内眦静脉

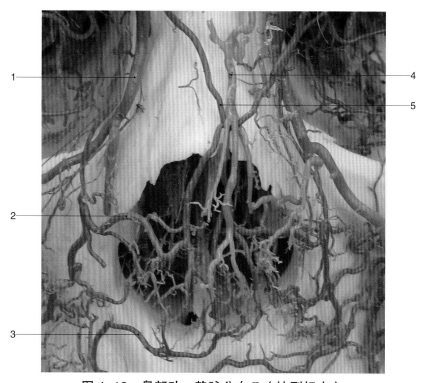

图 4-12　鼻部动、静脉分布 II（铸型标本）

1– 内眦静脉　　　　3– 鼻底动脉　　　　5– 鼻背动脉

2– 鼻翼动脉　　　　4– 鼻背静脉

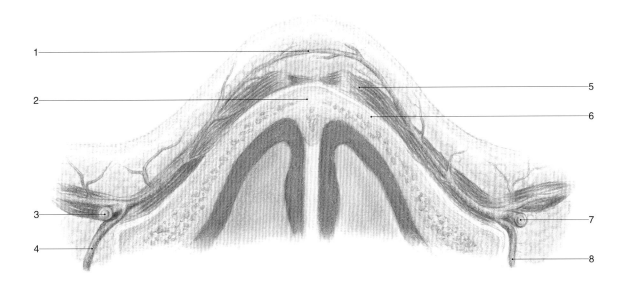

图 4-13 鼻根部血管层次模式图

1- 鼻根区横间穿行静脉 4- 右侧眼静脉 7- 左侧内眦静脉

2- 鼻骨 5- 鼻肌 8- 左侧眼静脉

3- 右侧内眦静脉 6- 骨膜

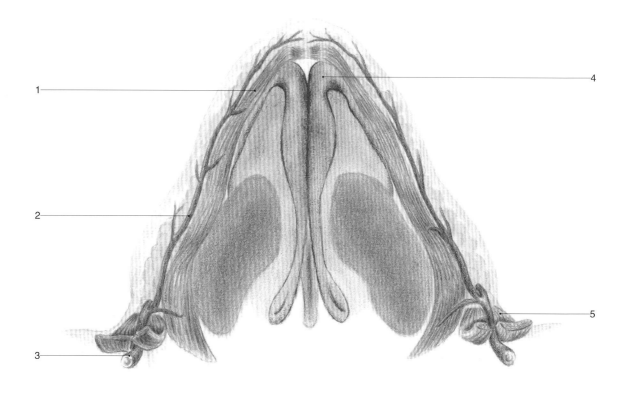

图 4-14　鼻底血管层次模式图（下面观）

1- 鼻肌　　　　　3- 右侧面动脉　　　　　5- 提上唇鼻翼肌

2- 鼻翼动脉　　　4- 鼻翼软骨中间角

鼻尖进针点在两侧鼻翼大软骨的内侧脚上段、中间脚的穹隆内侧壁之间。

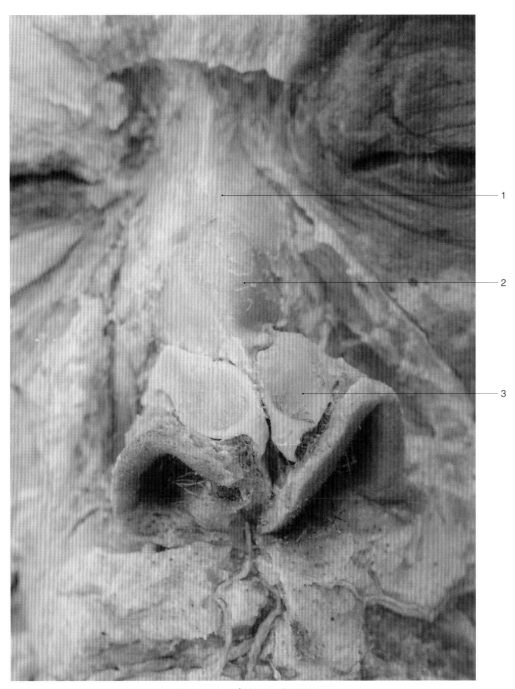

图 4-15 鼻软骨前面观

1- 鼻骨　　　2- 鼻外侧软骨　　　3- 鼻翼大软骨

鼻背板，又叫鼻外侧软骨，为成对的三角形软骨，是构成鼻外侧面中部的基础。其前上缘与鼻隔板直接相接，后缘与鼻背和上颌骨额突相接，下缘与鼻翼大软骨相连。

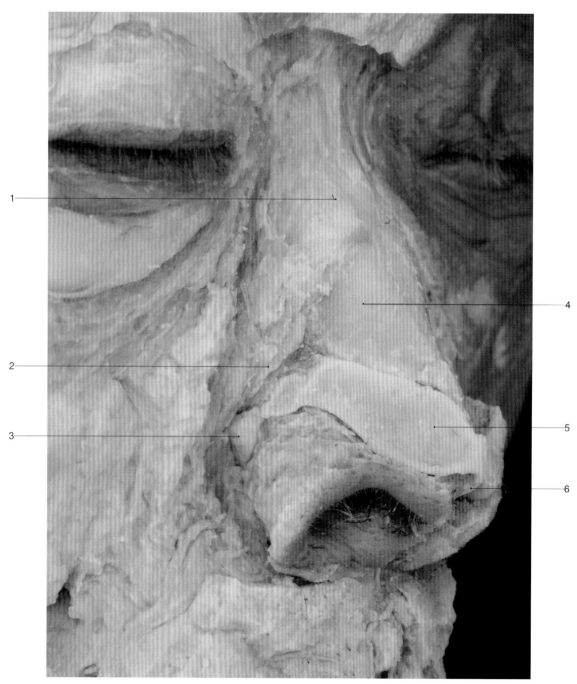

图 4-16 鼻软骨前外侧面观

1- 鼻骨	3- 鼻翼小软骨	5- 鼻翼大软骨外侧脚
2- 上颌骨	4- 鼻外侧软骨	6- 鼻翼大软骨中间脚

鼻隔板，又叫鼻中隔软骨，为一不规则四边形的薄软骨板，构成鼻中隔前下部的基础，其前上缘与鼻骨间缝后面、鼻外侧软骨前缘、鼻翼大软骨相连接，前下缘与鼻翼大软骨相接。

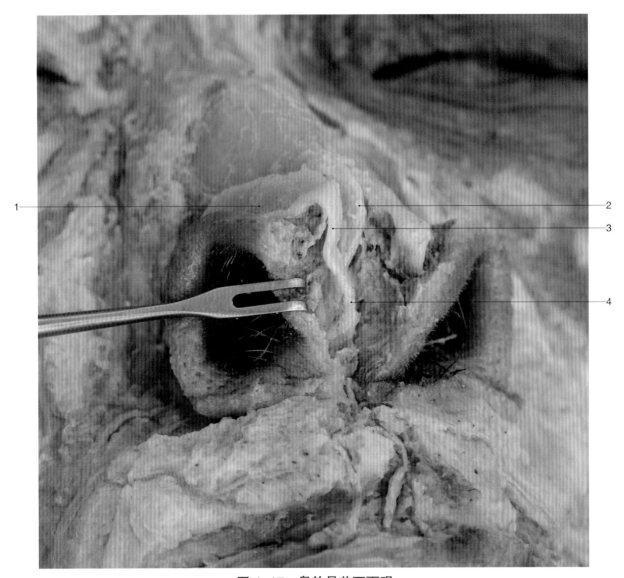

图 4-17 鼻软骨前下面观

1- 外侧脚   3- 中间脚

2- 鼻中隔软骨   4- 内侧脚

鼻翼大软骨为成对弯曲的薄软骨板。位于鼻尖两侧，为鼻翼的主要支架，呈U形，分为内、外两侧脚。内侧脚借结缔组织与对侧同名软骨和鼻隔板前下缘相连，构成鼻尖和鼻柱的前部。外侧脚构成鼻翼的大部。两侧鼻翼大软骨在鼻尖处借一切迹互相分开。

鼻翼小软骨，每侧2~4块，位于鼻翼后部、鼻翼大软骨与上颌骨额突之间。

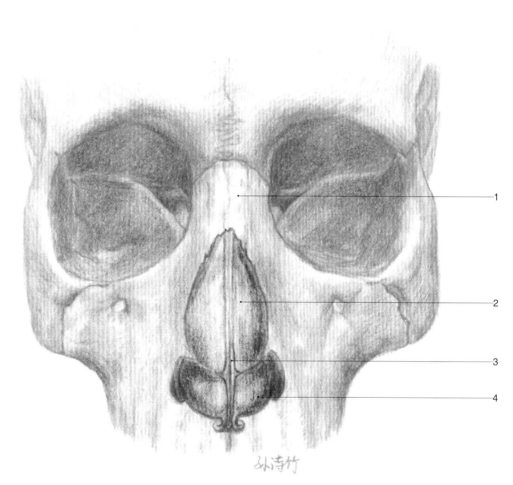

图 4-18　鼻软骨正面观模式图

1– 鼻骨　　　　　　3– 鼻中隔软骨

2– 鼻外侧软骨　　　4– 鼻翼大软骨

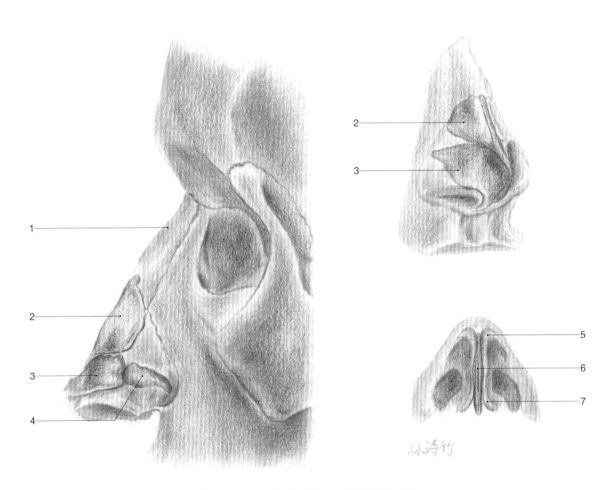

图 4-19 鼻软骨侧面、底面观模式图

1– 鼻骨   4– 鼻翼小软骨   7– 内侧脚

2– 鼻外侧软骨   5– 中间脚

3– 鼻翼大软骨   6– 鼻中隔软骨

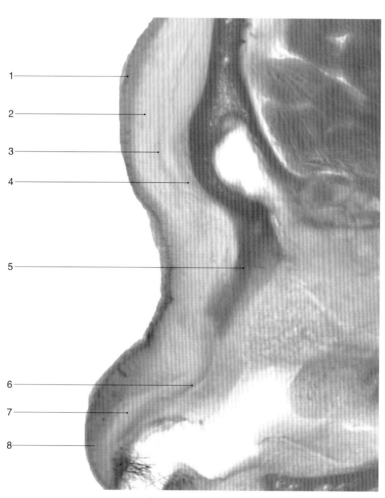

图 4-20　鼻部旁正中矢状断面（P45 塑化断层）

1- 皮肤	4- 皱眉肌	7- 皮下组织层
2- 皮下组织层	5- 鼻骨	8- 皮肤
3- 降眉间肌	6- 鼻软骨	

第五章 眼周部

眼睑皮下组织由疏松结缔组织构成，缺少脂肪组织，是人体最疏松的部位之一。治疗鱼尾纹时，需要在外眦部眶外侧壁外缘注射肉毒素。

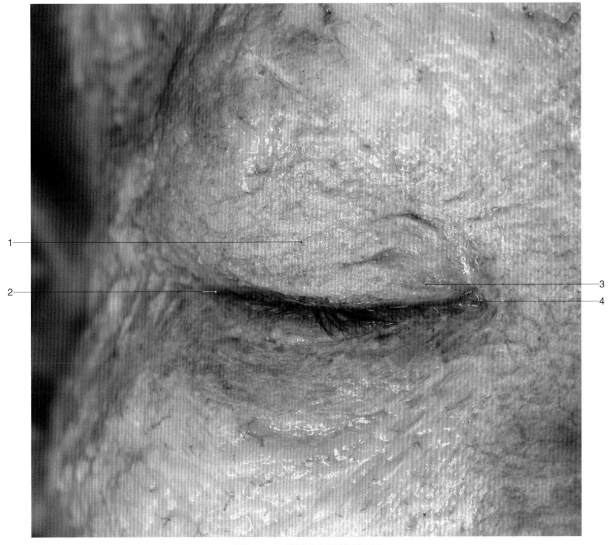

图 5-1 眼周皮下组织层

1- 上睑静脉弓   3- 上睑动脉弓

2- 外眦   4- 内眦

　　眼轮匝肌分为眶部、睑部和泪囊部。下睑静脉弓位于下睑眼轮匝肌浅层，皮下层注射黏滞度高的玻尿酸产品或者小颗粒脂肪以及注射 Nano 脂肪时，建议用长细钝针注射，此处用锐针注射经常会损伤静脉血管，引起明显血肿。

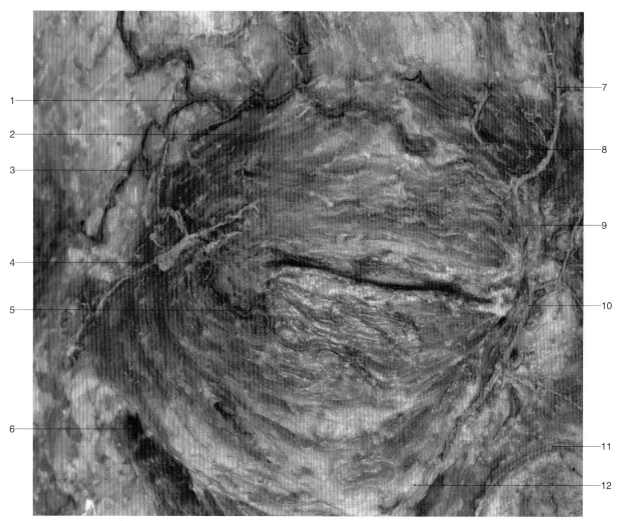

图 5-2　眼轮匝肌和眶周浅层血管

1- 眶上缘静脉弓	5- 下睑静脉弓	9- 眼轮匝肌睑部
2- 眼轮匝肌眶部	6- 颧大肌	10- 内眦动脉
3- 颧颞静脉	7- 滑车上动脉	11- 鼻翼动脉
4- 颧眶动脉分支	8- 皱眉肌	12- 眼轮匝肌下脂肪（SOOF）

上睑眶周动脉弓分为眶周浅动脉弓和眶周深动脉弓，分别分布在眼轮匝肌浅面和眼轮匝肌深面。

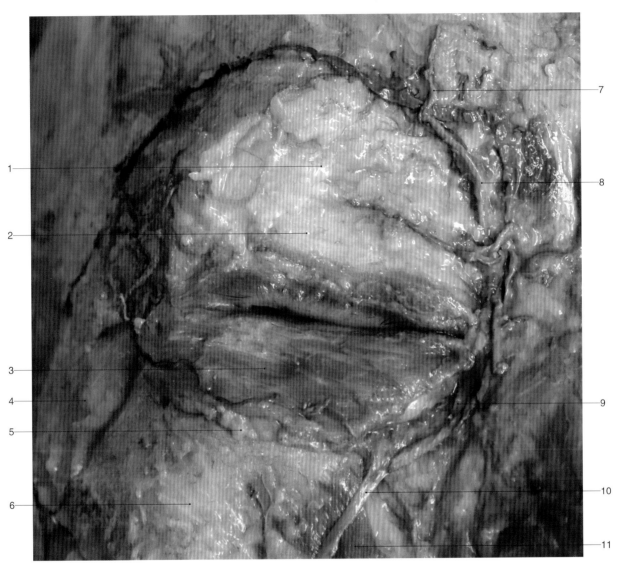

图 5-3 眼轮匝肌后脂肪（ROOF）

1- 眼轮匝肌后脂肪（ROOF）　　5- 眼轮匝肌下脂肪（SOOF）　　9- 内眦静脉

2- 眶隔　　　　　　　　　　　6- 颧骨骨膜　　　　　　　　　10- 面静脉

3- 眼轮匝肌　　　　　　　　　7- 眶上动脉　　　　　　　　　11- 提上唇肌

4- 颞颊外侧脂肪垫　　　　　　8- 睑内侧动脉

眼轮匝肌后脂肪（ROOF）为眉脂肪垫向下的延续，眶周深动脉弓（静脉弓）位于此层。

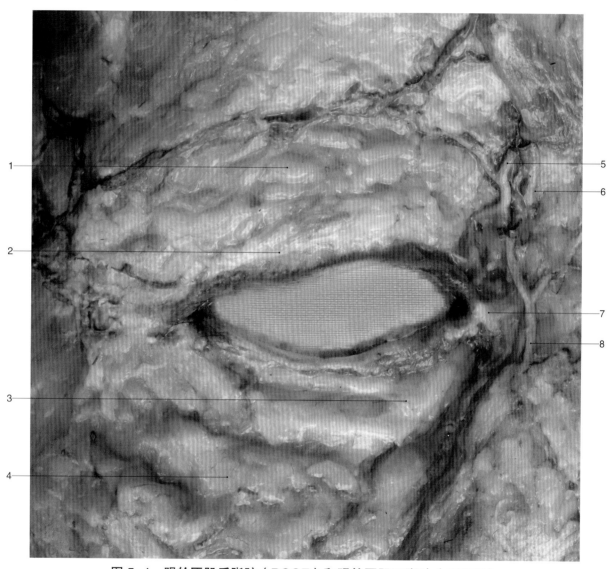

图 5-4　眼轮匝肌后脂肪（ROOF）和眼轮匝肌下脂肪（SOOF）

1– 眼轮匝肌后脂肪（ROOF）　　　5– 滑车上动脉

2– 睑板前筋膜　　　　　　　　　6– 滑车上静脉

3– 眶隔　　　　　　　　　　　　7– 内眦韧带

4– 眼轮匝肌下脂肪（SOOF）　　　8– 内眦动脉

上睑眶隔脂肪分为内侧部、中间部、外侧部，下睑眶隔脂肪分为内侧部和外侧部。

在选用玻尿酸或脂肪填充治疗上睑凹陷时，在眼球与眼眶外上壁间隙进针，向上方行针，穿眶隔后注射在眶隔脂肪层。

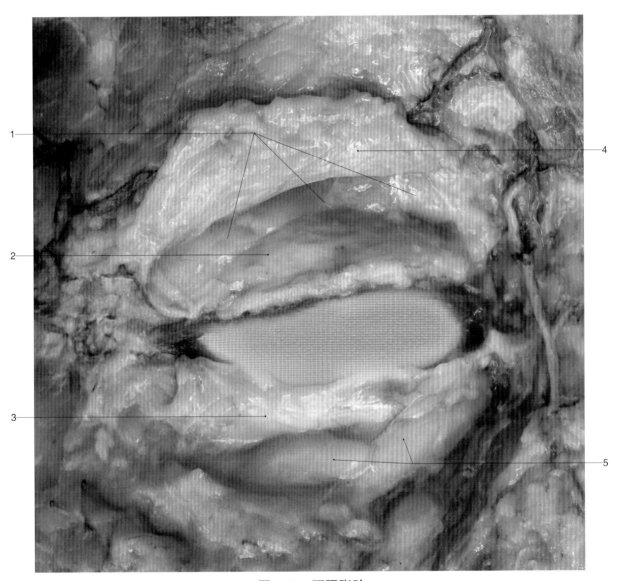

图 5-5　眶隔脂肪

1- 眶隔脂肪（上睑）　　　4- 眶隔（上睑）

2- 上睑提肌腱膜　　　　　5- 眶隔脂肪（下睑）

3- 眶隔（下睑）

上睑睑缘处有睑缘动脉弓，其上方可见睑板动脉弓。

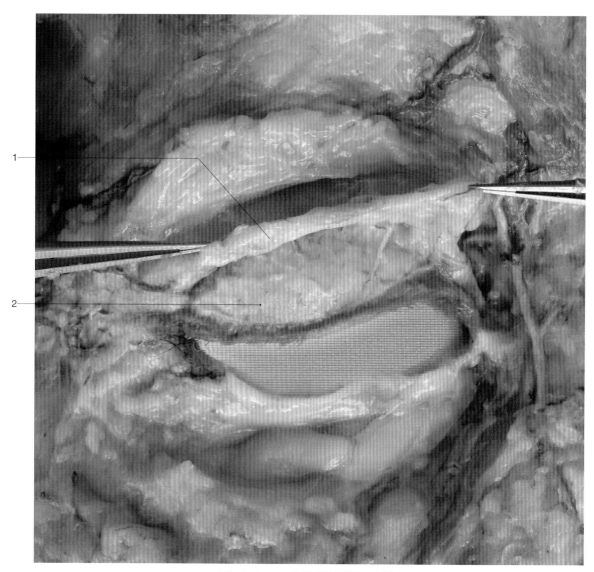

图 5-6   上睑提肌腱膜和睑板

1- 向上掀起的上睑提肌腱膜
2- 睑板

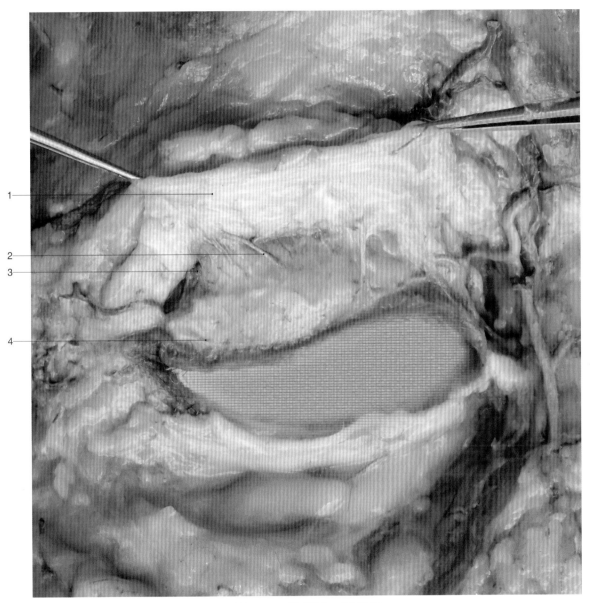

图 5-7　睑板动、静脉弓

1- 向上掀起的上睑提肌腱膜　　　3- 睑板静脉弓

2- 睑板动脉弓　　　　　　　　　4- 上睑缘动脉弓

上睑提肌起于视神经孔附近的总腱环，在上直肌上方沿眶顶前行，其末端形成扇形
腱膜，其中央部止于上睑板前面，两端分别与睑内、外侧韧带融合，形成内、外侧脚。此
外，上睑提肌部分纤维向前穿过眼轮匝肌终止于上睑皮下，与重睑形成机制有关。

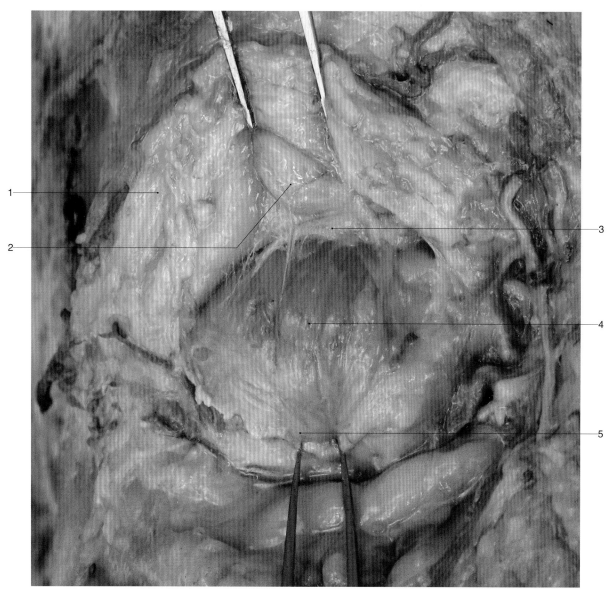

图 5-8 上睑提肌

1- 眼轮匝肌后脂肪（ROOF）   4- 上睑提肌

2- 眶隔脂肪   5- 上睑提肌腱膜

3- 节制韧带（W 韧带）

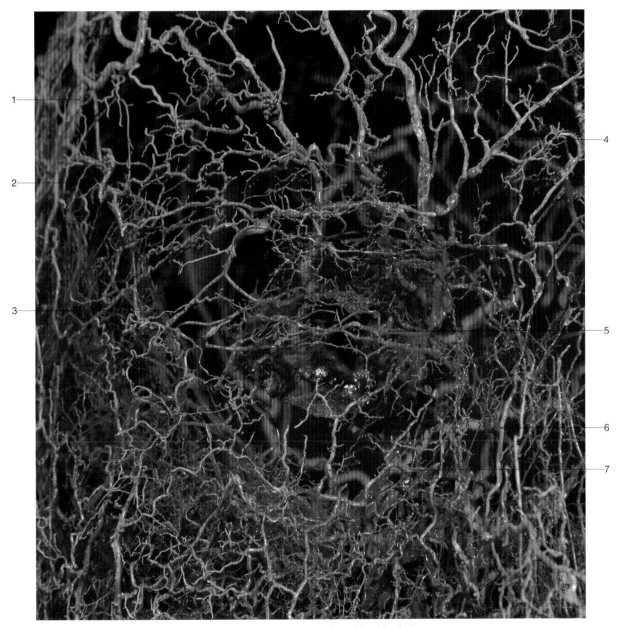

图 5-9 眼周动脉分布（铸型标本）

1– 颞浅动脉额支   5– 睑缘动脉弓

2– 眶上动脉   6– 内眦动脉

3– 颧眶动脉   7– 眶下动脉下睑支

4– 滑车上动脉

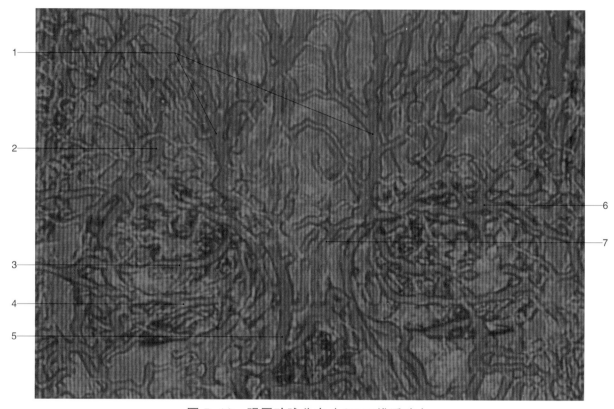

图 5-10　眼周动脉分布（CT 三维重建）

1- 滑车上动脉　　　5- 内眦动脉

2- 眶上动脉　　　　6- 眶周动脉弓

3- 上睑缘动脉弓　　7- 鼻背动脉

4- 下睑缘动脉弓

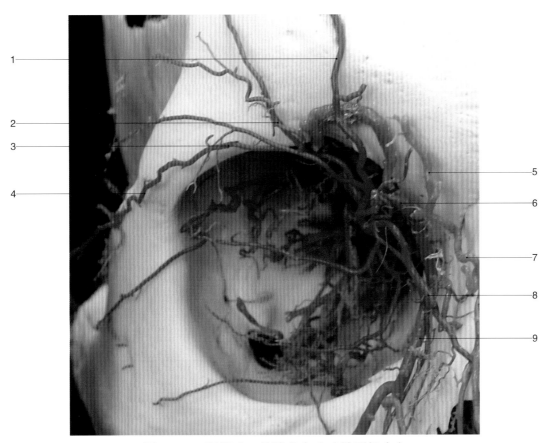

图 5-11　眼部动、静脉分布Ⅰ（铸型标本）

1– 滑车上动脉	4– 颧眶动脉	7– 鼻背静脉
2– 眶上动脉	5– 滑车上静脉	8– 内眦动脉
3– 眶周动脉弓	6– 眼上静脉	9– 内眦静脉

眶部的动脉供应主要来自：颈外动脉来源的面动脉、颞浅动脉的分支（红色所示），颈内动脉来源的眼动脉的分支（黄色所示），可见它们之间存在丰富的吻合。

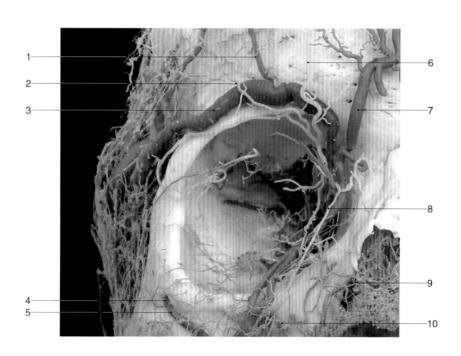

图 5-12　眼部动、静脉分布 Ⅱ（铸型标本）

1- 眶上静脉	5- 颧面静脉	9- 鼻外侧动脉
2- 眶上动脉	6- 滑车上动脉	10- 眶下动脉
3- 眶周静脉弓	7- 滑车上静脉	
4- 颧面孔	8- 内眦动脉	

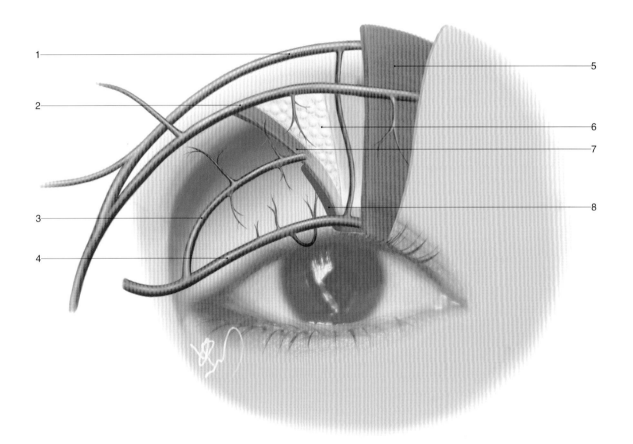

图 5-13 上睑动脉层次模式图

1- 眶周深动脉弓   5- 眼轮匝肌

2- 眶周浅动脉弓   6- 眶隔脂肪

3- 睑板动脉弓   7- 上睑提肌

4- 上睑缘动脉弓   8- 睑板

眶上切迹（或眶上孔）位于眶上缘的中、内 1/3 交界处，有眶上动脉和眶上神经穿出。在额部注射时，可在此处做神经阻滞。在额部和眉部注射时需注意避免损伤眶上动脉。

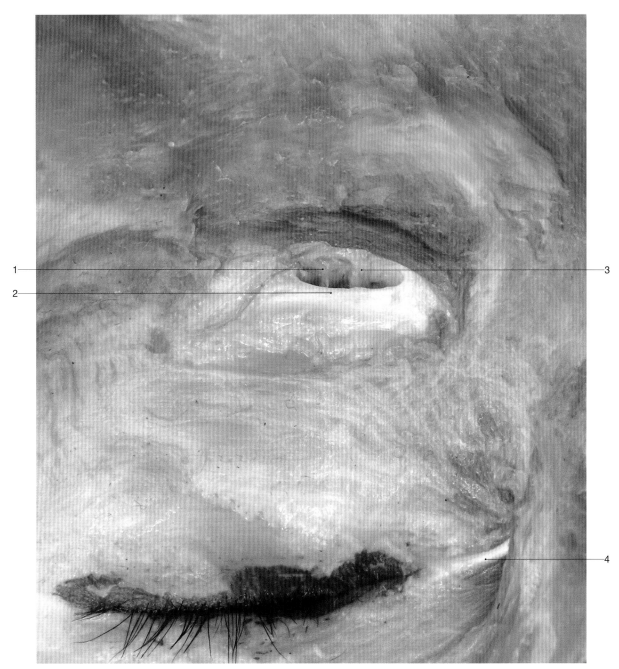

图 5-14　眶上孔及其穿行结构

1– 眶上动脉　　　3– 眶上神经

2– 眶上孔　　　　4– 内眦韧带

眶下缘由上颌骨和颧骨构成，其中点下方 0.5~0.8cm 处有眶下孔，孔内有眶下动脉和眶下神经穿出。

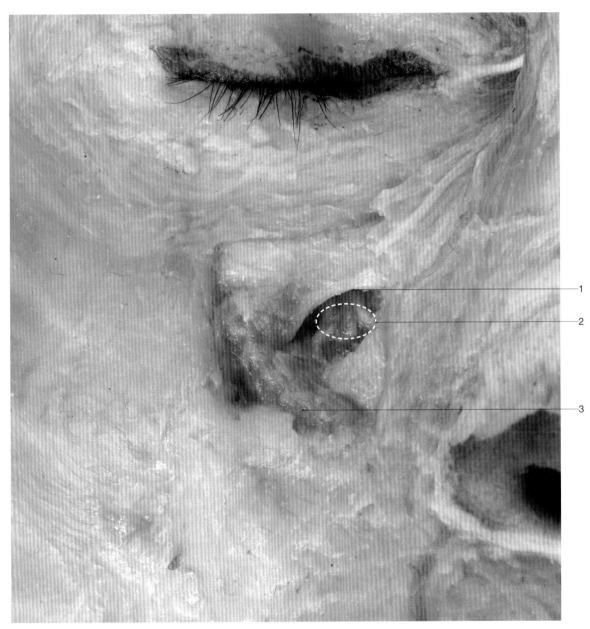

图 5-15 眶下孔及其穿行结构

1- 眶下孔   3- 提上唇肌

2- 眶下神经血管束

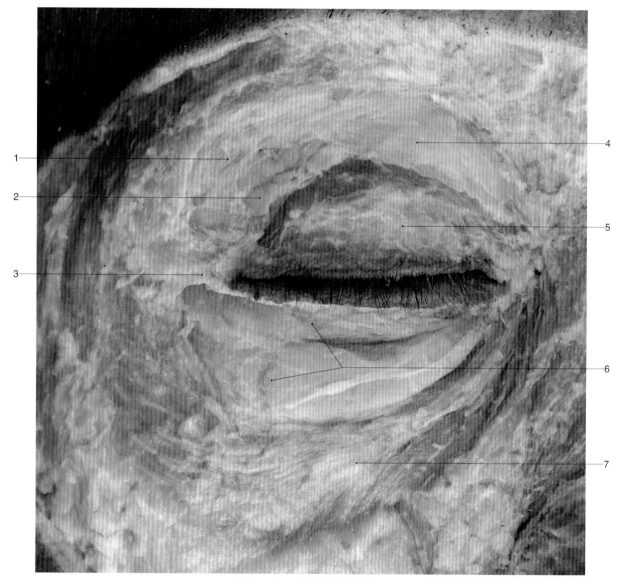

图 5-16　眶周软组织层次

1- 眶隔
2- 眶隔脂肪
3- 眼轮匝肌支持韧带
4- 眼轮匝肌后脂肪（ROOF）

5- 上睑提肌腱膜和睑板
6- 眶隔脂肪
7- 眼轮匝肌

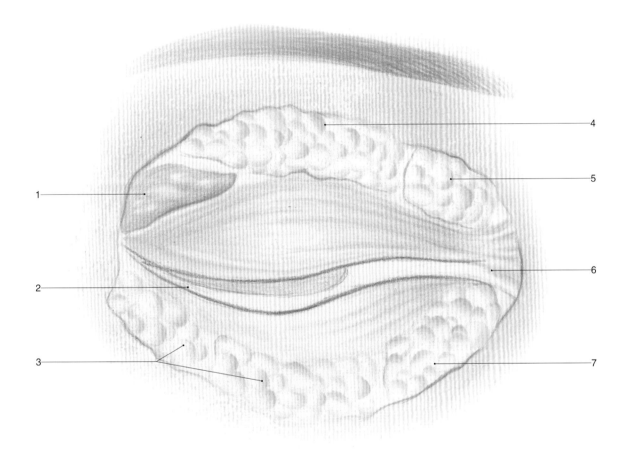

图 5-17 眶隔脂肪分布模式图

1- 泪腺   5- 上睑眶隔脂肪内侧段

2- 睑裂   6- 内眦韧带

3- 下睑眶隔脂肪外侧段   7- 下睑眶隔脂肪内侧段

4- 上睑眶隔脂肪中间段

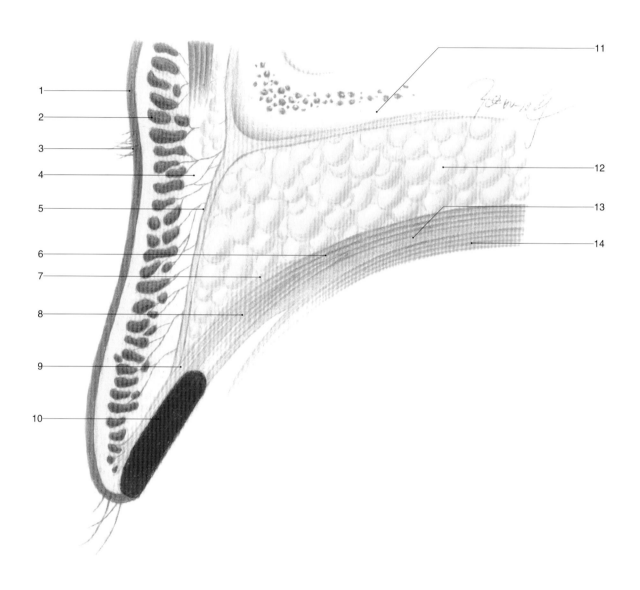

图 5-18　上睑层次模式图

1- 皮肤	6- 上睑提肌	11- 额骨
2- 眼轮匝肌	7- 节制韧带	12- 眶隔脂肪
3- 眉毛	8- Muller's 肌	13- 联合筋膜鞘（CFS）
4- 眼轮匝肌后脂肪（ROOF）	9- 上睑提肌腱膜	14- 上直肌
5- 眶隔	10- 睑板	

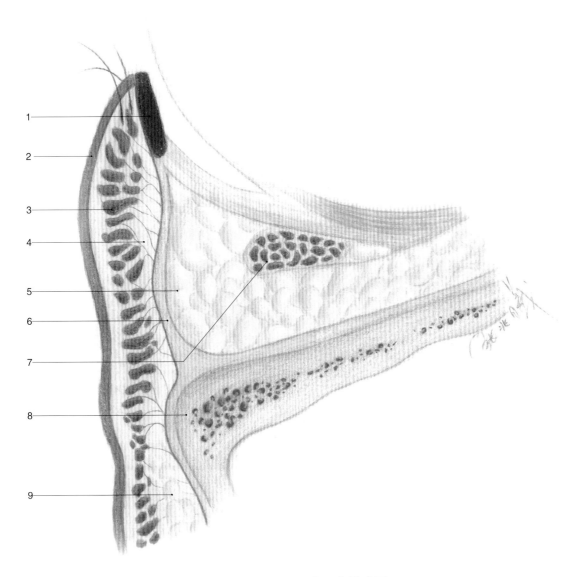

图 5-19　下睑层次模式图

1- 睑板　　　　4- 眼轮匝肌下脂肪（SOOF）　　　7- 下斜肌

2- 皮肤　　　　5- 眶隔脂肪　　　　　　　　　　　8- 上颌骨

3- 下睑眼轮匝肌　6- 眶隔　　　　　　　　　　　　9- 颊内深脂肪垫

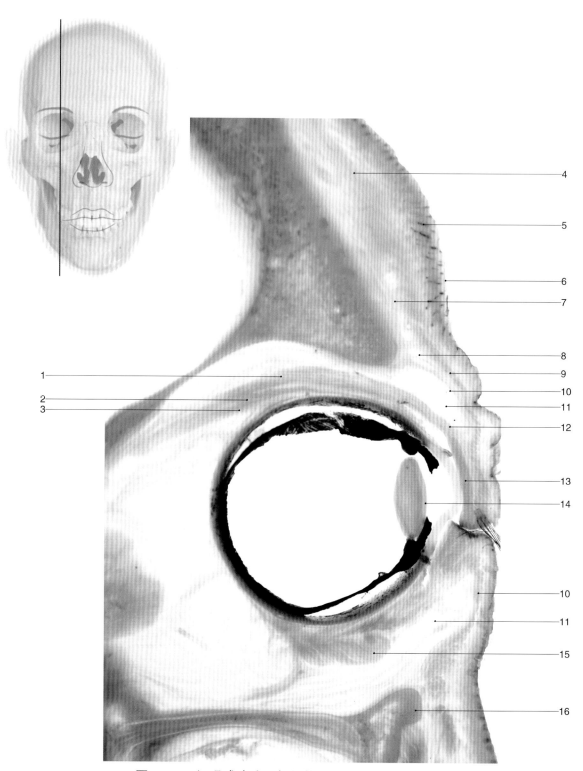

图 5-20　经眼球瞳孔眶部矢状断面 I（P45 塑化断层）

1- 提上睑肌　　　　　　　7- 眉脂肪垫　　　　　　　　　13- 睑板

2- 联合筋膜鞘（CFS）　　8- 眼轮匝肌后脂肪（ROOF）　14- 晶状体

3- 上直肌　　　　　　　　9- 眼轮匝肌　　　　　　　　　15- 下斜肌

4- 额肌　　　　　　　　　10- 眶隔　　　　　　　　　　　16- 上颌骨

5- 皮肤　　　　　　　　　11- 眶隔脂肪

6- 眉毛　　　　　　　　　12- 上睑提肌腱膜

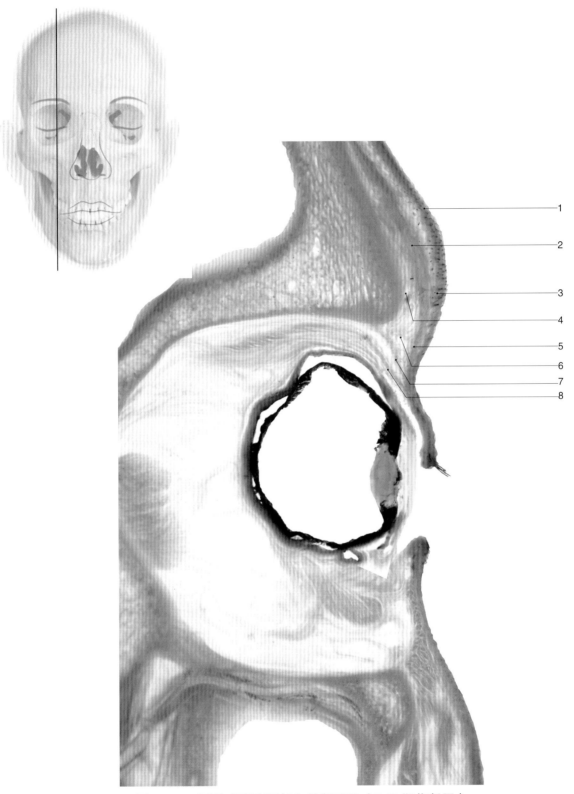

图 5-21　经眼球瞳孔眶部矢状断面Ⅱ（P45 塑化断层）

1- 皮肤	4- 眉脂肪垫	7- 眶隔
2- 额肌	5- 眼轮匝肌	8- 上睑提肌腱膜
3- 眉毛	6- 眼轮匝肌后脂肪（ROOF）	

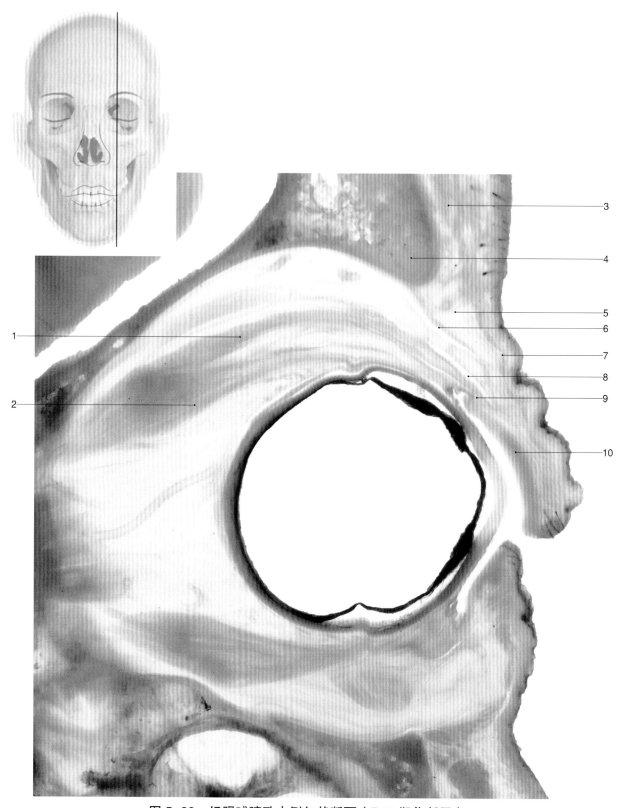

图 5-22　经眼球瞳孔内侧矢状断面（P45 塑化断层）

1– 上睑提肌　　5– 眼轮匝肌后脂肪（ROOF）　　9– 上睑提肌腱膜

2– 上直肌　　　6– 眶隔　　　　　　　　　　　　10– 睑板

3– 额肌　　　　7– 眼轮匝肌

4– 额骨　　　　8– 眶隔脂肪

第六章 鼻唇沟区

鼻唇沟上部可见提上唇肌，其深面有面动脉走行。应用肉毒素配合透明质酸联合治疗鼻唇沟时，肉毒素的主要作用为阻断鼻唇沟区域的提上唇鼻翼肌或提上唇肌的运动，因此注射层次应在肌肉浅层；如阻断了深部的肌肉，可能会出现上唇下垂。

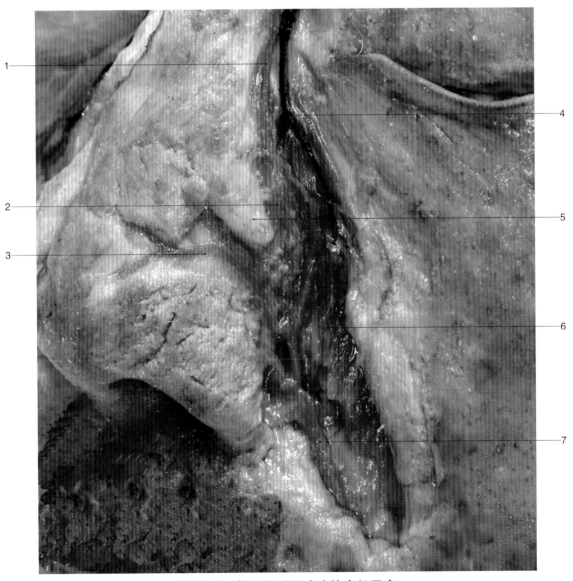

图 6-1 鼻翼外侧面动脉的走行层次

1– 内眦动脉　　　　　5– 皮下组织层

2– 提上唇鼻翼肌　　　6– 提上唇肌

3– 鼻翼动脉　　　　　7– 面动脉（提上唇肌深面）

4– 内眦静脉

面动脉主干在颈阔肌、笑肌、颧大肌、颧小肌的深面与颊肌、提口角肌浅面之间，向前上内方迂曲走行。

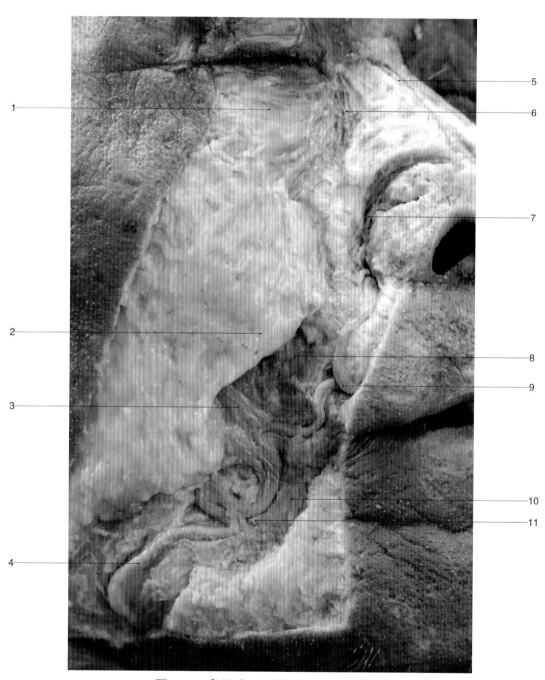

图 6-2   鼻唇沟区面动脉的走行层次 I

1- 眼轮匝肌   5- 鼻背动脉   9- 上唇动脉

2- 皮下组织层   6- 内眦动脉   10- 降口角肌

3- 颧大肌   7- 鼻翼动脉   11- 下唇动脉

4- 面动脉   8- 提口角肌

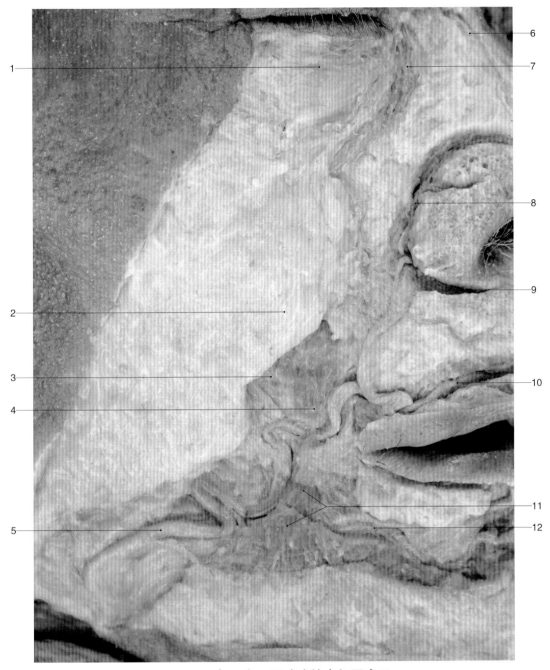

图 6-3　鼻唇沟区面动脉的走行层次Ⅱ

1- 眼轮匝肌	5- 面动脉	9- 鼻底动脉
2- 皮下组织层	6- 鼻背动脉	10- 上唇动脉
3- 颧大肌	7- 内眦动脉	11- 降口角肌
4- 提口角肌	8- 鼻翼动脉	12- 下唇动脉

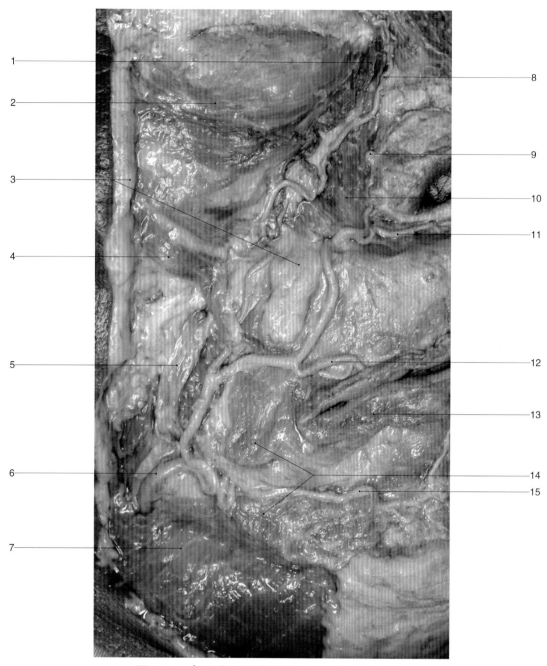

图 6-4　鼻唇沟区的表情肌与面动脉（右侧）

1- 内眦静脉	6- 面动脉	11- 鼻底动脉
2- 眼轮匝肌	7- 颈阔肌	12- 上唇动脉
3- 皮下组织层	8- 内眦动脉	13- 口轮匝肌
4- 颧大肌	9- 鼻翼动脉	14- 降口角肌
5- 面静脉	10- 提上唇肌	15- 下唇动脉

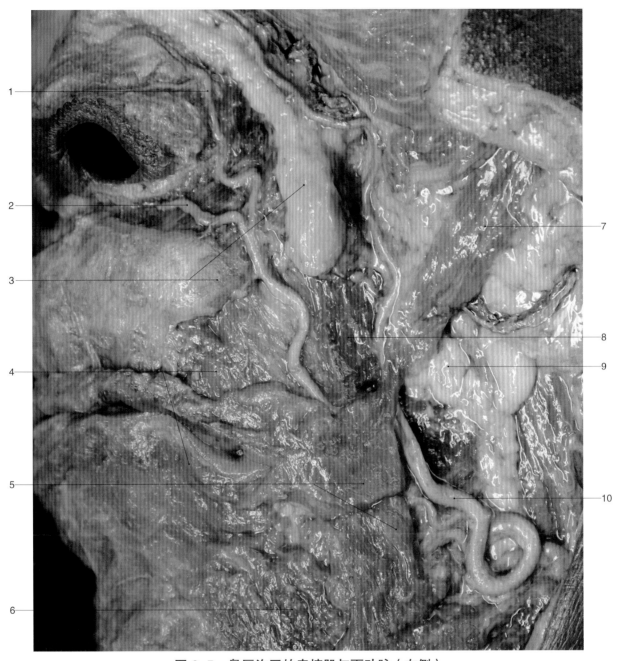

图 6-5 鼻唇沟区的表情肌与面动脉（左侧）

1- 鼻翼动脉	5- 降口角肌	9- 颊脂垫
2- 鼻底动脉	6- 降下唇肌	10- 面动脉
3- 皮下组织层	7- 颧大肌	
4- 口轮匝肌	8- 提口角肌	

以鼻唇沟为界，其外上方的皮下脂肪较多，皮下组织内的纤维间隔较少且疏松；其内下方的皮下脂肪较少，皮下组织内的纤维间隔较多且致密。

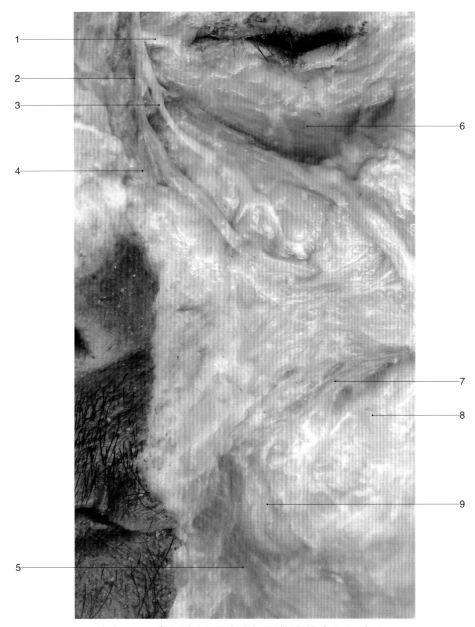

图 6-6　鼻唇沟区面动脉与面静脉的走行层次 I

1– 内眦韧带	4– 鼻外侧动脉	7– 颧大肌
2– 内眦动脉	5– 降口角肌	8– 颊脂垫
3– 内眦静脉	6– 眼轮匝肌	9– 面动脉

面静脉主干走行在面动脉主干的外侧，位于颧大肌、颧小肌及面神经的颧支、颊支的深面。

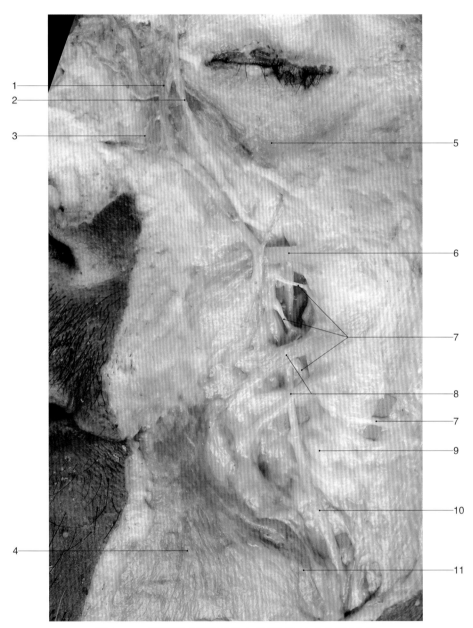

图 6-7　鼻唇沟区面动脉与面静脉的走行层次 Ⅱ

1- 内眦动脉	5- 眼轮匝肌	9- 颊脂垫
2- 内眦静脉	6- 颧小肌	10- 面静脉
3- 鼻外侧动脉	7- 面神经颊支	11- 面动脉
4- 降口角肌	8- 颧大肌	

面动脉在面下部走行的过程中在距离口角外上方约 1.5cm 处最为表浅。注射透明质酸或脂肪填充鼻唇沟时，注射层次应选在皮下 3mm 以内，避免损伤面动脉及其分支。

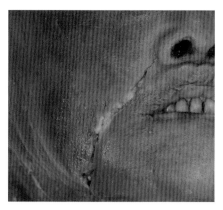

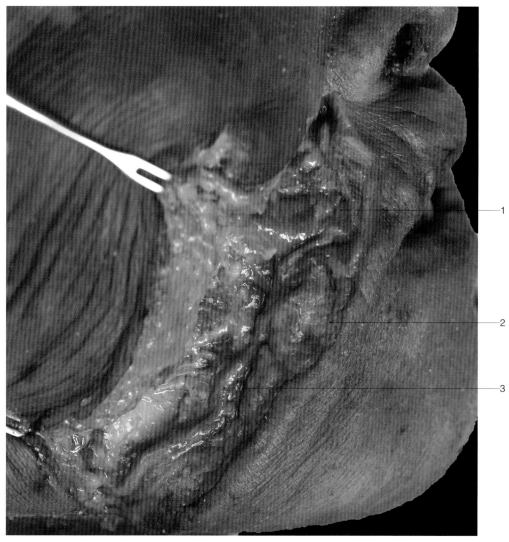

图 6-8　鼻唇沟区面动脉走行层次（沿面动脉主干外侧缘断面）

1- 唇腺　　　　2- 皮下组织层　　　　3- 面动脉

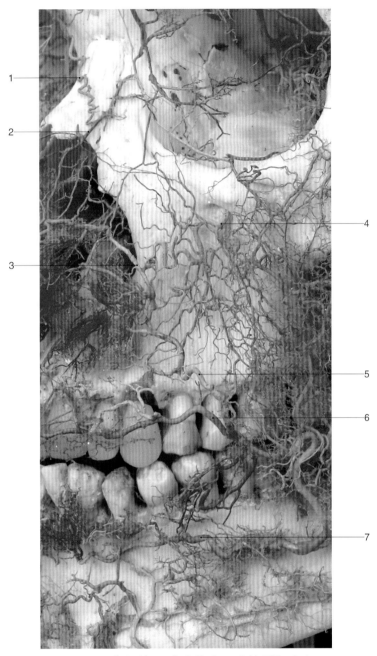

图 6-9 鼻唇沟区动脉分布 I （铸型标本）

1- 鼻背动脉　　　　5- 面动脉

2- 鼻外侧动脉　　　6- 上唇动脉

3- 鼻翼动脉　　　　7- 下唇动脉

4- 眶下动脉

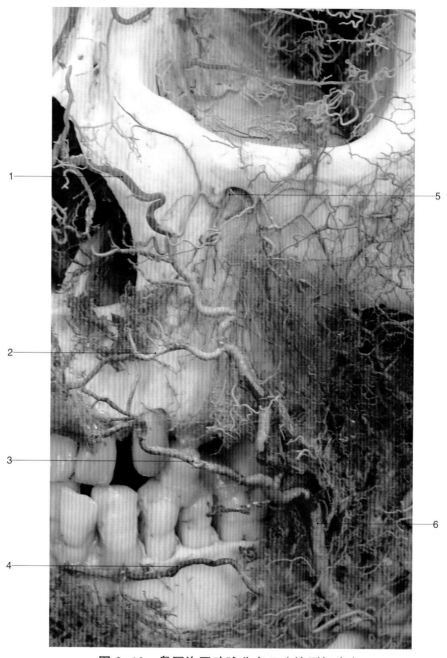

图 6-10   鼻唇沟区动脉分布 Ⅱ（铸型标本）

1- 鼻外侧动脉   4- 下唇动脉

2- 鼻底动脉   5- 眶下动脉

3- 上唇动脉   6- 面动脉

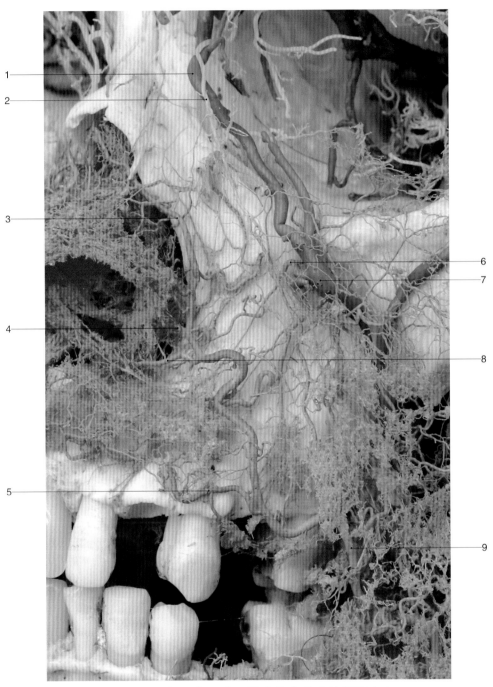

图 6-11　鼻唇沟区动、静脉分布 I（铸型标本）

1– 内眦静脉　　　4– 鼻翼动脉　　　7– 面静脉

2– 内眦动脉　　　5– 上唇动脉　　　8– 鼻底动脉

3– 鼻外侧动脉　　6– 眶下动脉　　　9– 面动脉

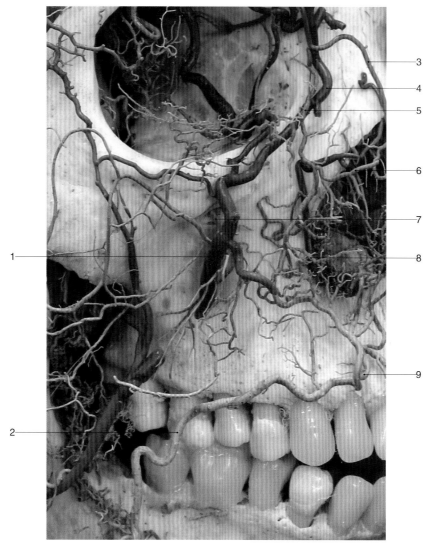

图 6-12　鼻唇沟区动、静脉分布Ⅱ（铸型标本）

1– 面静脉	4– 内眦静脉	7– 眶下动脉
2– 面动脉	5– 内眦动脉	8– 鼻翼动脉
3– 鼻背动脉	6– 鼻外侧动脉	9– 上唇动脉

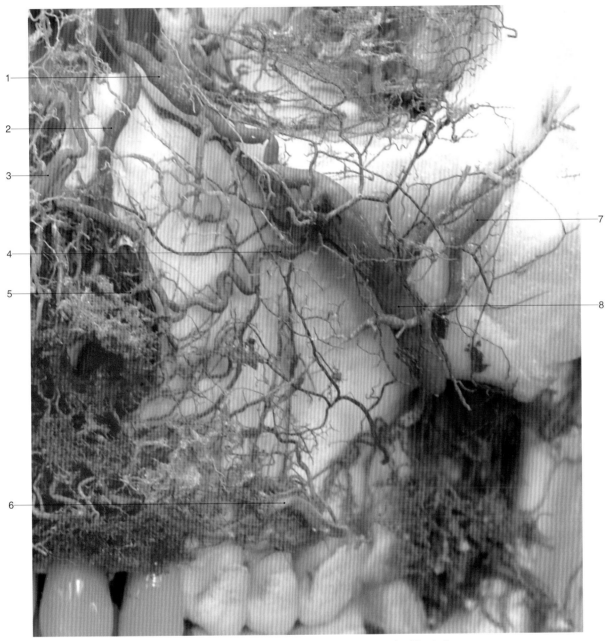

图 6-13 鼻唇沟区动、静脉分布Ⅲ（铸型标本）

1– 内眦静脉	4– 眶下动脉	7– 颧面静脉
2– 鼻背静脉	5– 鼻翼动脉	8– 面静脉
3– 鼻背动脉	6– 上唇动脉	

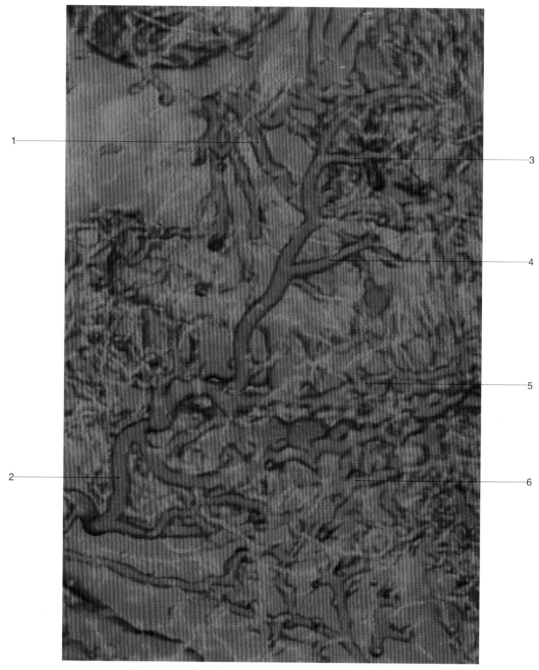

图 6-14　鼻唇沟区动脉分布 I（CT 三维重建）

1– 眶下动脉	3– 鼻翼动脉	5– 上唇动脉
2– 面动脉	4– 鼻底动脉	6– 下唇动脉

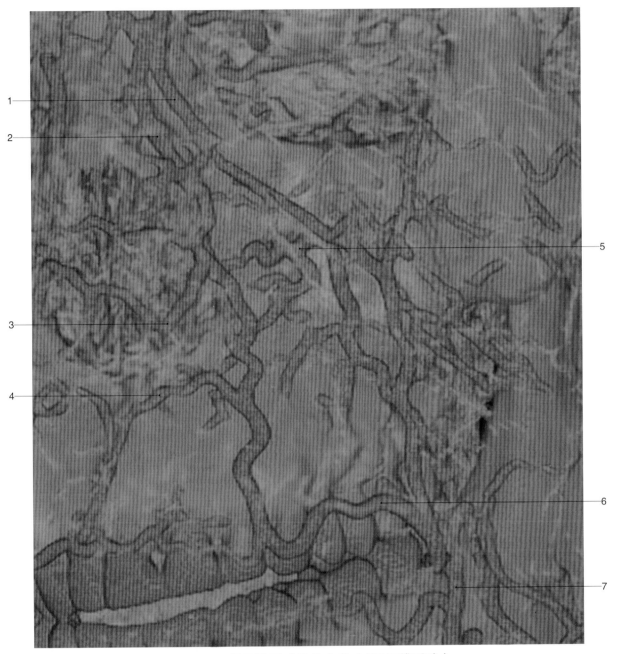

图 6-15　鼻唇沟区动脉分布Ⅱ（CT 三维重建）

1- 内眦动脉　　　4- 鼻底动脉　　　7- 面动脉

2- 鼻背动脉　　　5- 眶下动脉

3- 鼻翼动脉　　　6- 上唇动脉

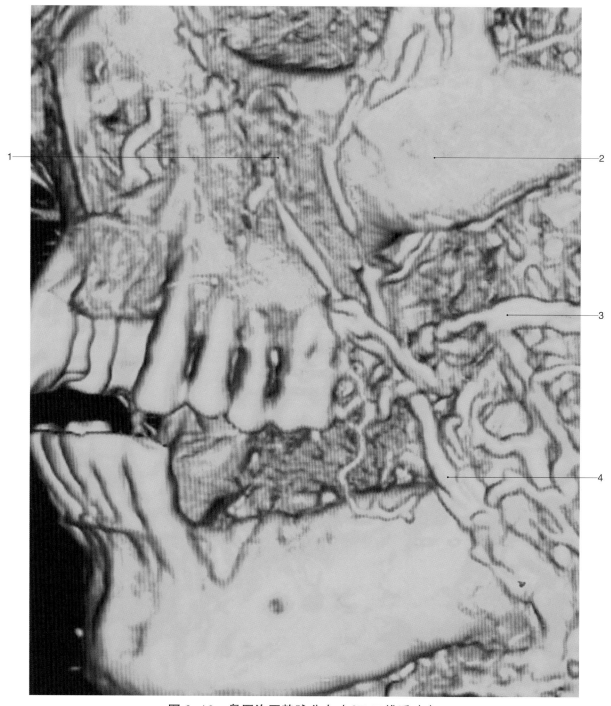

图 6-16　鼻唇沟区静脉分布（CT 三维重建）

1– 眶下孔　　3– 面横静脉

2– 颧骨　　　4– 面静脉

A 类型出现率为 62%，面动脉始终沿鼻唇沟外侧走行。

B 类型出现率为 16.7%，面动脉沿鼻唇沟外侧走行，行至鼻翼下方来到鼻唇沟内侧，在鼻翼上方走行在鼻唇沟外侧。

C 类型出现率为 8.3%，面动脉主干在口角上方向内走行。

D 类型出现率为 8.3%，面动脉主干沿鼻唇沟走行。

E 类型出现率为 4.2%，面动脉主干沿鼻唇沟内侧走行，在鼻翼下方向上走行，而后走行在鼻唇沟外侧。

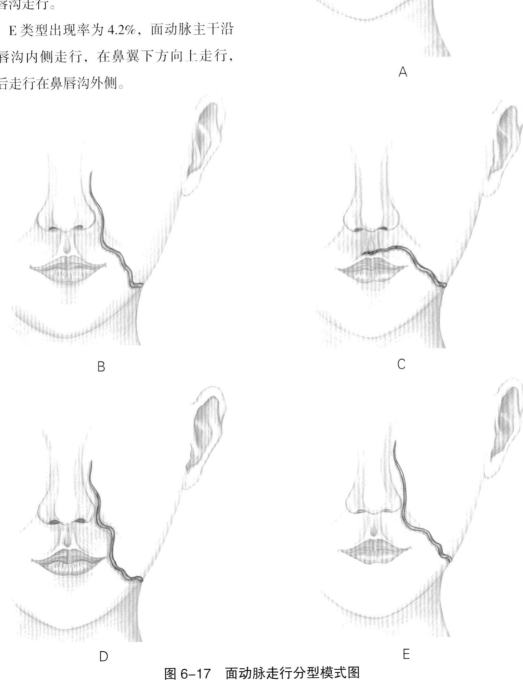

图 6-17 面动脉走行分型模式图

第七章 颞 区

颞部皮下脂肪的萎缩出现较早是颞区凹陷的常见原因。

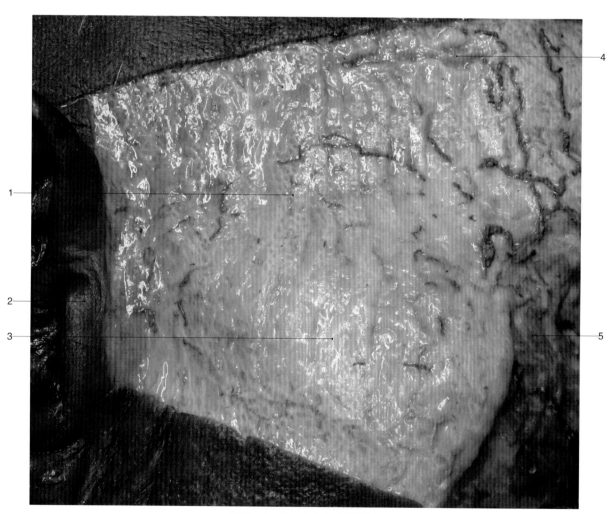

图 7-1 颞区皮下组织层

1- 颞部真皮组织   3- 颞颊部外侧脂肪垫   5- 眼轮匝肌

2- 耳屏   4- 颞浅动脉额支

颞浅筋膜由致密结缔组织构成，为SMAS腱膜性区域的一部分，其中颞浅血管、耳颞神经及其分支在向上走行过程中逐渐由颞浅筋膜的深面穿行至颞浅筋膜的浅面，最后至皮下组织层。颞浅动脉额支走行在颞浅筋膜层。耳屏前通常有颞浅动、静脉主干走行，注射或手术时都应该避开，避免损伤。

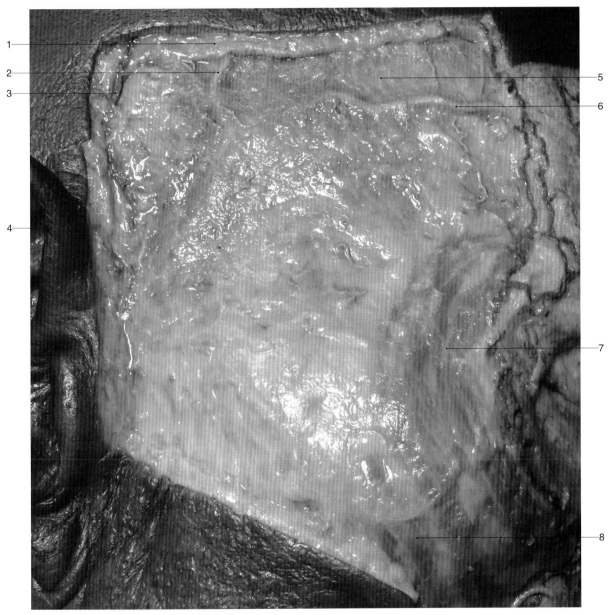

图 7-2 颞浅筋膜层 I

1- 颞部皮下组织层	4- 耳屏	7- 眼轮匝肌
2- 颞浅动脉顶支	5-SMAS（颞浅筋膜）	8- 颧大肌
3- 颞浅静脉	6- 颞浅动脉额支	

颧弓前部近中央区有颧大肌附着，该肌邻近眼轮匝肌。

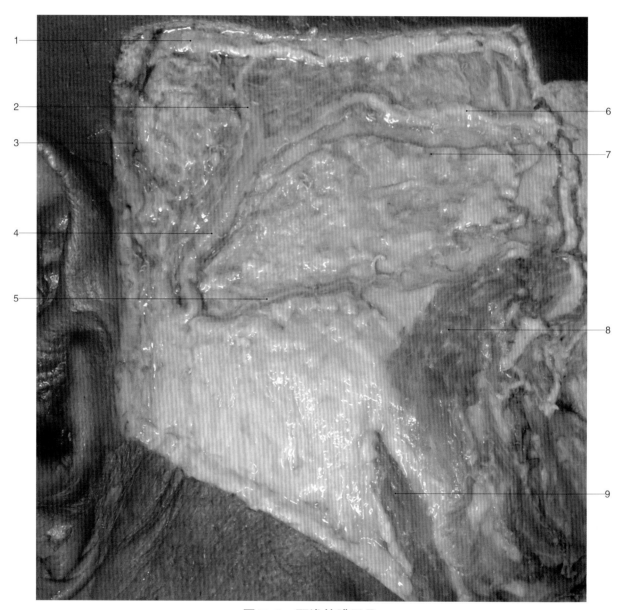

图 7-3　颞浅筋膜层 II

1- 皮下组织层　　4- 颞浅动脉　　7- 颞浅筋膜层
2- 颞浅动脉顶支　5- 颧眶动脉　　8- 眼轮匝肌
3- 颞浅静脉　　　6- 颞浅动脉额支　9- 颧大肌

颞中筋膜为颞浅筋膜下疏松结缔组织，二者间分界不清。

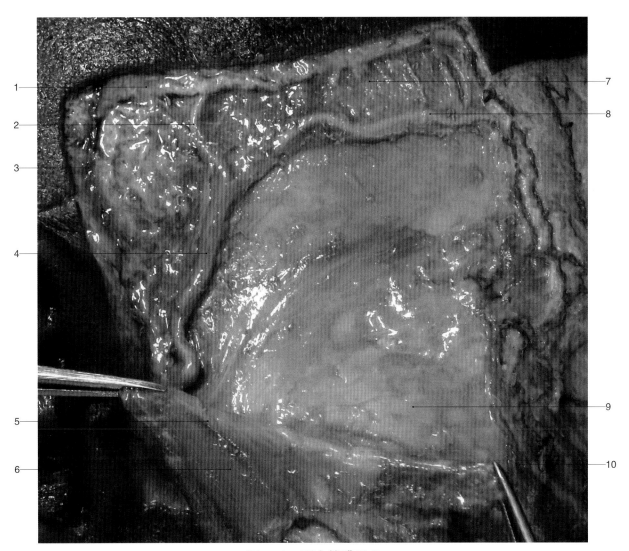

图 7-4 颞中筋膜层 I

1- 颞部皮下组织层　　5- 颧眶动脉（向下翻开）　　9- 颞中筋膜
2- 颞浅动脉顶支　　　6- 颞浅筋膜（向下翻开）　　10- 眼轮匝肌
3- 颞浅静脉　　　　　7- 颞浅筋膜层
4- 颞浅动脉　　　　　8- 颞浅动脉额支

颞中筋膜内有面神经颞支走行，向前进入眼轮匝肌和额肌的深面，注射操作及颞部小切口除皱剥离该层时，要避免损伤面神经颞支而引起眼睑闭合不全或下睑外翻。

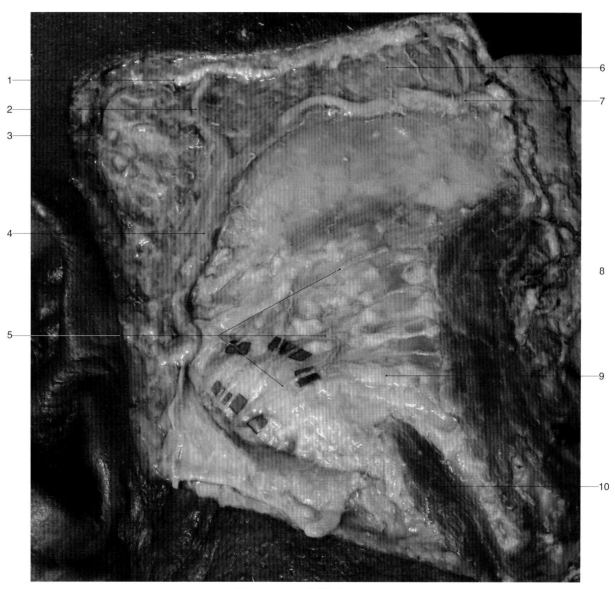

图 7-5   颞中筋膜层Ⅱ

1– 颞部皮下组织层	5– 面神经颞支	9– 颞中筋膜
2– 颞浅动脉顶支	6– 颞浅筋膜层	10– 颧大肌
3– 颞浅静脉	7– 颞浅动脉额支	
4– 颞浅动脉	8– 眼轮匝肌	

颞深筋膜较为坚韧而致密，起自颞上线，向下分为浅、深两层，分别附着于颧弓的外面、内面。两层间夹有脂肪组织，为颞筋膜间间隙。在该间隙中，颧弓上方 1 横指处有颞中静脉走行，位置相对稳定，选择注射点时需要避开。

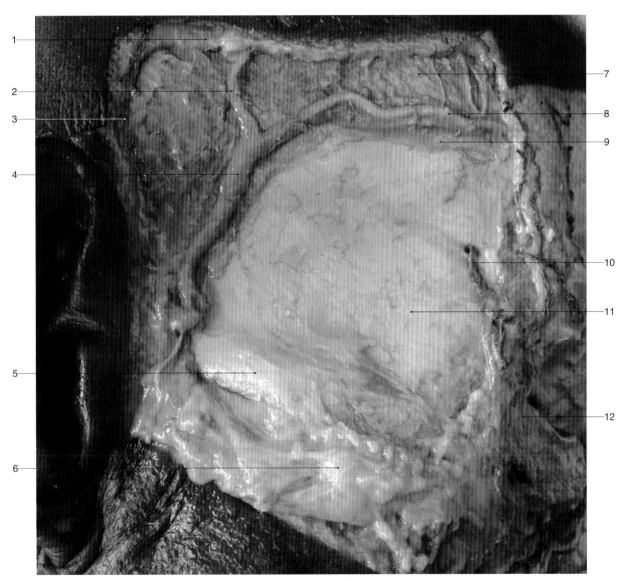

图 7-6 颞深筋膜浅层

1– 颞部皮下组织层 　5– 颧弓 　　　　　　　　9– 颞中筋膜层

2– 颞浅动脉顶支 　　6– 颞中筋膜层（向下翻开） 　10– 哨兵静脉

3– 颞浅静脉 　　　　7– 颞浅筋膜层 　　　　　11– 颞深筋膜浅层

4– 颞浅动脉 　　　　8– 颞浅动脉额支 　　　　12– 眼轮匝肌

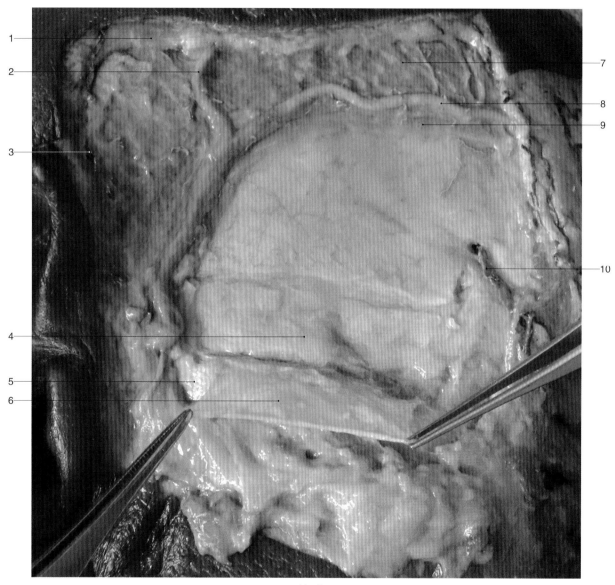

图 7-7　颞筋膜间间隙 I

1- 颞部皮下组织层　　　5- 颧弓　　　　　　　　　9- 颞中筋膜层

2- 颞浅动脉顶支　　　　6- 颞深筋膜浅层（向下翻开）　10- 哨兵静脉

3- 颞浅静脉　　　　　　7- 颞浅筋膜层

4- 颞浅脂肪垫　　　　　8- 颞浅动脉额支

颞筋膜间间隙内有颞中动、静脉走行。颞部脂肪垫即颞筋膜间间隙由颞深筋膜的浅层和深层包绕附着至颧弓，中央有较粗大的颞中静脉走行，穿刺时易被误伤，尤其是颞部注射填充时，注射层次应避免选择该处脂肪垫。

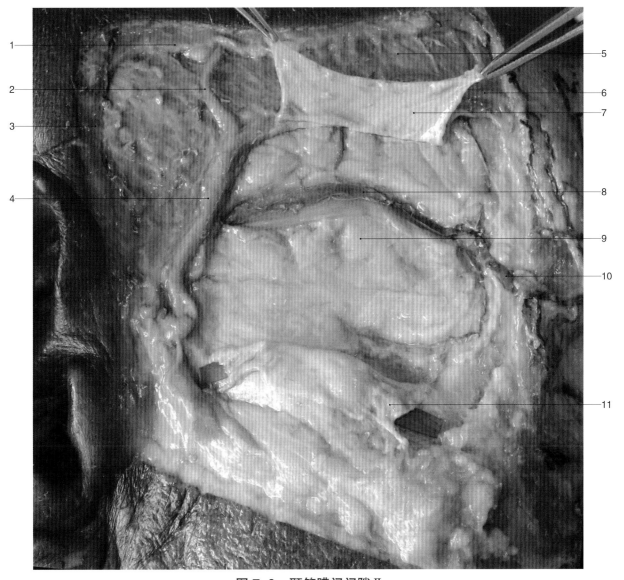

图 7-8　颞筋膜间间隙Ⅱ

1– 颞部皮下组织层	5– 颞浅筋膜层	9– 颞筋膜间间隙
2– 颞浅动脉顶支	6– 颞浅动脉额支	10– 哨兵静脉
3– 颞浅静脉	7– 颞深筋膜浅层（向上翻开）	11– 颞深筋膜浅层（向下翻开）
4– 颞浅动脉	8– 颞中静脉	

向下翻起颞筋膜间脂肪垫，显露后方的颞深筋膜的深层。临床注射时，很难准确探及该层。

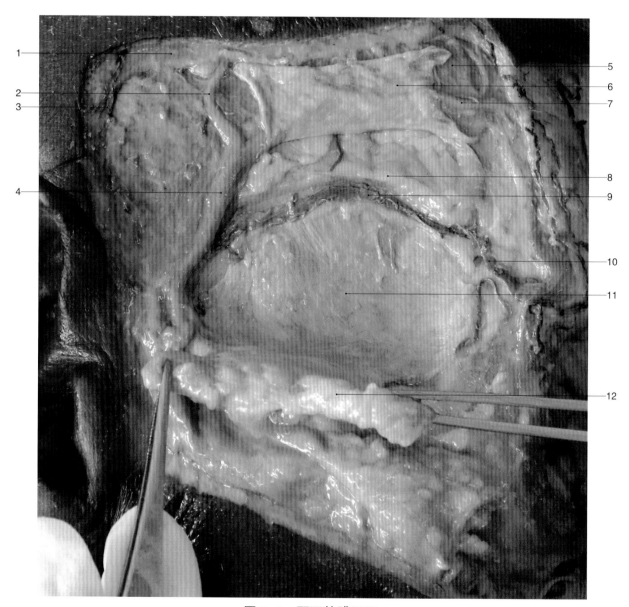

图 7-9　颞深筋膜深层

1- 颞部皮下组织层	5- 颞浅筋膜层	9- 颞中静脉
2- 颞浅动脉顶支	6- 颞深筋膜浅层（向上翻开）	10- 哨兵静脉
3- 颞浅静脉	7- 颞浅动脉额支	11- 颞深筋膜深层
4- 颞浅动脉	8- 颞筋膜间间隙	12- 颞浅脂肪垫（向下翻开）

颞深筋膜深层与颞肌之间为颞浅间隙，间隙内有少量脂肪组织，颞浅间隙向下经颧弓深面与颊间隙相通。颞深筋膜深层（颞肌固有筋膜）致密坚韧，注射进针时有突破感，可借此辅助判断针头是否到达颞浅间隙。

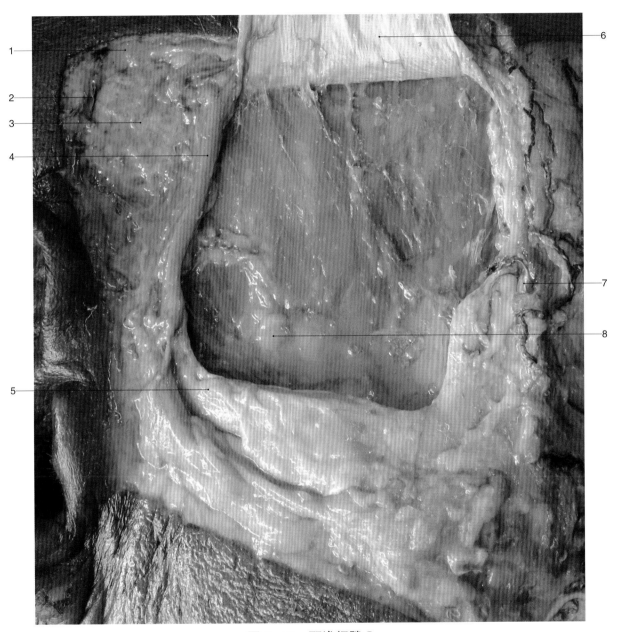

图 7-10　颞浅间隙 I

1- 颞部皮下组织层　　　　5- 颧弓

2- 颞浅静脉　　　　　　　6- 颞深筋膜（向上翻开）

3- 颞浅筋膜　　　　　　　7- 哨兵静脉

4- 颞浅动脉　　　　　　　8- 颞浅间隙（颞深脂肪垫）

颞肌向下附着于下颌骨冠突，颞肌与咬肌之间有颊脂垫的颞部填充，减少肌间摩擦。

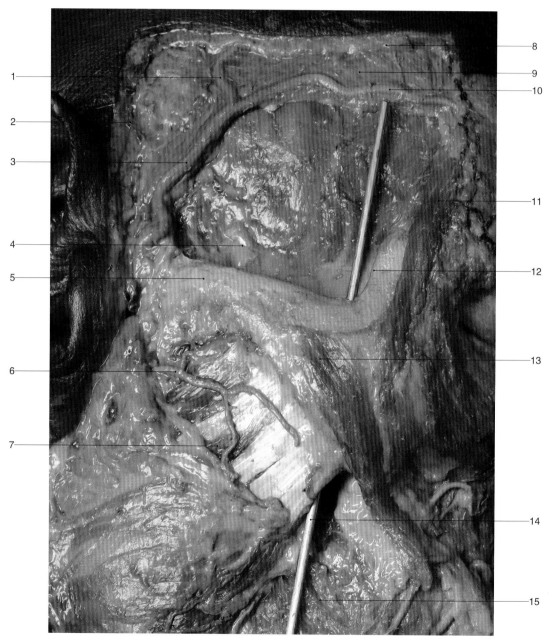

图 7-11　颞浅间隙Ⅱ

1– 颞浅动脉顶支	6– 面横动脉	11– 眼轮匝肌
2– 颞浅静脉	7– 咬肌	12– 颧骨后上缘
3– 颞浅动脉	8– 颞部皮下组织层	13– 颧大肌
4– 颞浅间隙	9– 颞浅筋膜层	14– 探针（颞浅间隙—颊间隙）
5– 颧弓	10– 颞浅动脉额支	15– 颊肌

颞肌肌束间有丰富的动、静脉走行，肌内注射填充时，误入血管的风险很高。

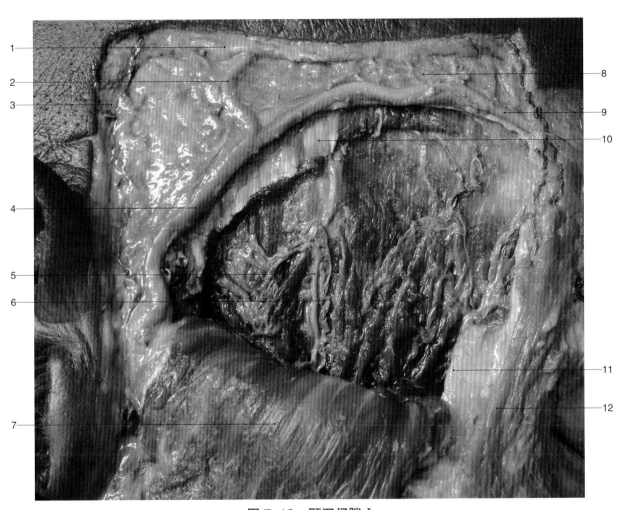

图 7-12　颞深间隙 Ⅰ

1– 颞部皮下组织层　　5– 颞深后动脉　　　9– 颞浅动脉额支

2– 颞浅动脉顶支　　　6– 颞深后静脉　　　10– 颞肌

3– 颞浅静脉　　　　　7– 颞肌（向下翻开）　11– 颧骨后上缘

4– 颞浅动脉　　　　　8– 颞浅筋膜层　　　12– 眼轮匝肌

颞肌与骨膜之间为颞深间隙，内有颞深前血管和颞深后血管走行。

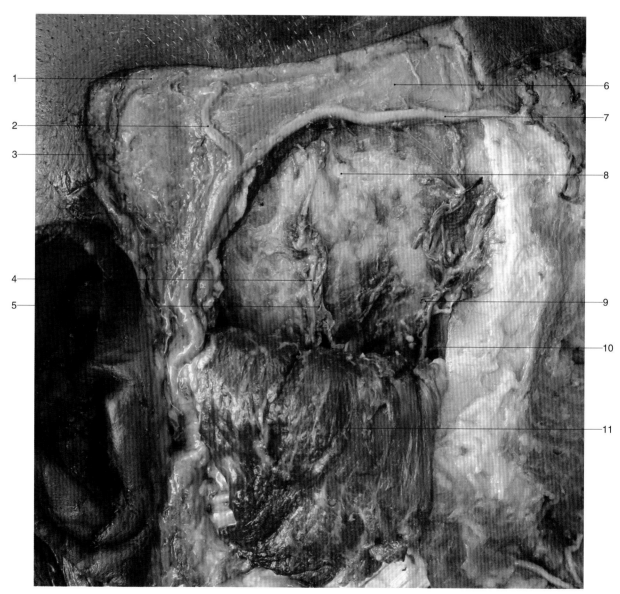

图 7-13　颞深间隙 Ⅱ

1- 颞部皮下组织层	5- 颞深后静脉	9- 颞深前静脉
2- 颞浅动脉顶支	6- 颞浅筋膜层	10- 颞深前动脉
3- 颞浅静脉	7- 颞浅动脉额支	11- 颞肌（向下翻开）
4- 颞深后动脉	8- 颞骨骨膜	

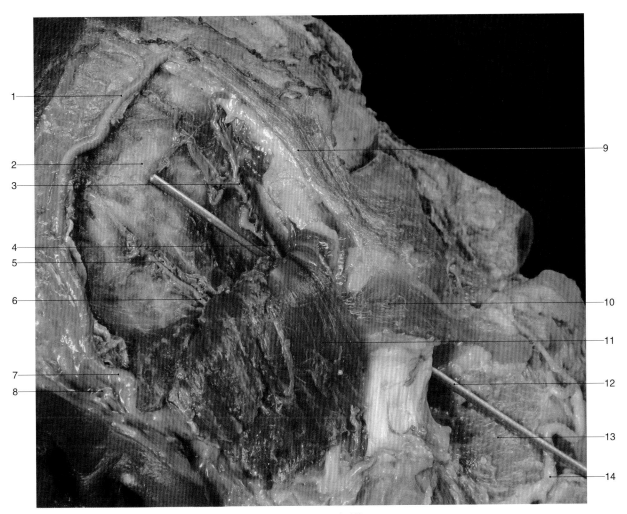

图 7-14 颞深间隙 Ⅲ

1– 颞浅动脉额支	6– 颞深后动脉	11– 颞肌（向下翻开）
2– 颞骨骨膜	7– 颞浅动脉	12– 探针（颞深间隙—颊间隙）
3– 颞深前静脉	8– 颞浅静脉	13– 颊肌
4– 颞深前动脉	9– 眼轮匝肌	14– 面动脉
5– 颞深后静脉	10– 颧大肌	

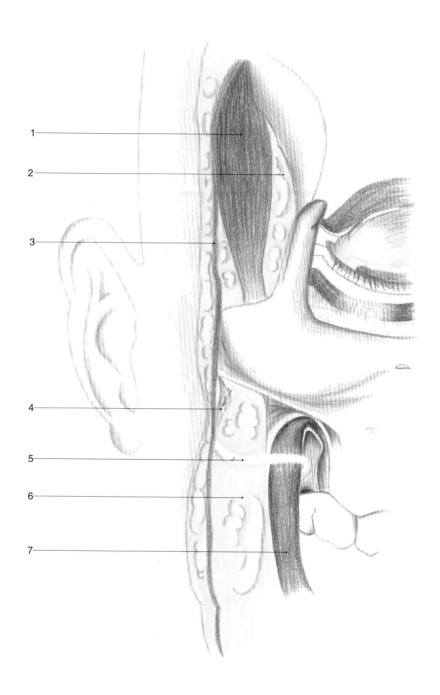

图 7-15 颞浅深间隙断面模式图

1- 颞肌   5- 腮腺导管

2- 颞深间隙   6- 颊脂垫

3- SMAS   7- 颊肌

4- 腮腺

颞浅动、静脉主干走行于颞部发际线后上方 1.5cm 左右，在选择颞部切口或进针点时注意避开。

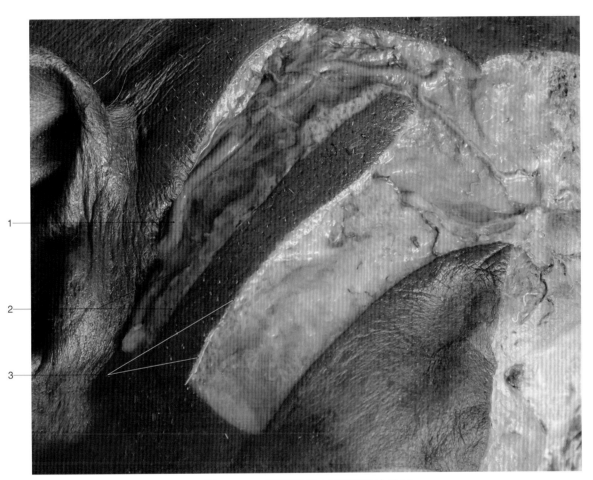

图 7-16 颞浅动脉与发际缘的关系

1- 颞浅动脉
2- 皮下组织层
3- 发际缘

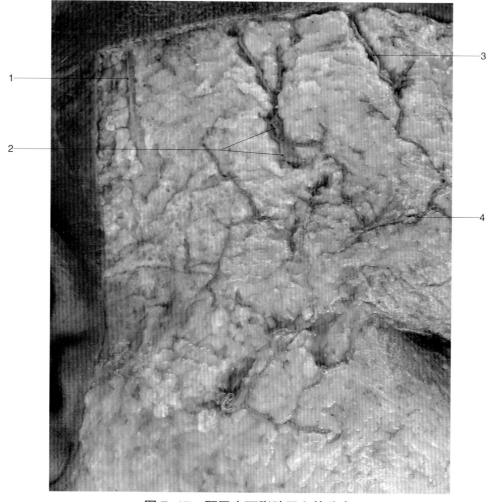

图 7-17 颞区皮下脂肪层血管分布

1- 颞浅动脉顶支   3- 眶上动脉
2- 颞浅动脉额支   4- 眶上缘的静脉弓

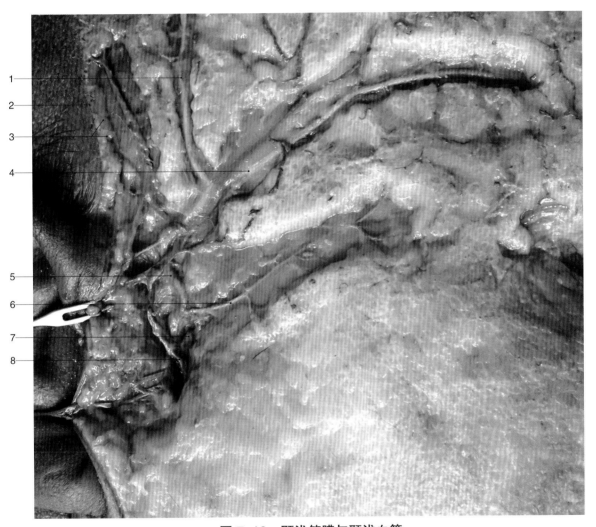

图 7-18　颞浅筋膜与颞浅血管

1– 颞浅动脉顶支　　　5– 颞浅动脉

2– 皮肤　　　　　　　6– 颧眶动脉

3– 皮下组织层　　　　7– 颞中静脉

4– 颞浅动脉额支　　　8– 颞浅静脉

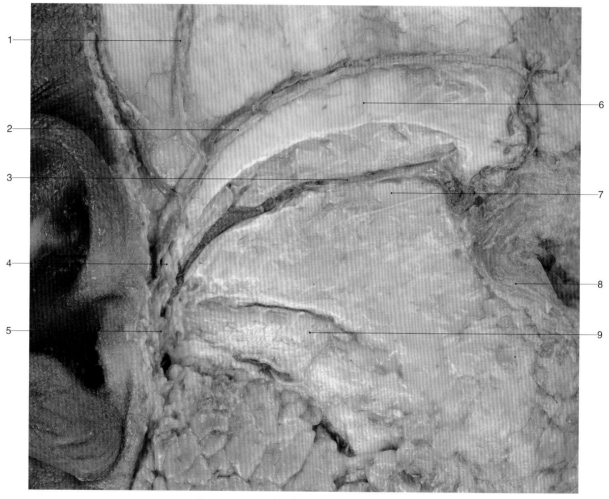

图 7-19 颞筋膜间间隙与颞中静脉

1- 颞浅动脉顶支	4- 颞浅动脉	7- 颞筋膜间间隙
2- 颞浅动脉额支	5- 颞浅静脉	8- 眼轮匝肌
3- 颞中静脉	6- 颞深筋膜浅层	9- 颧弓

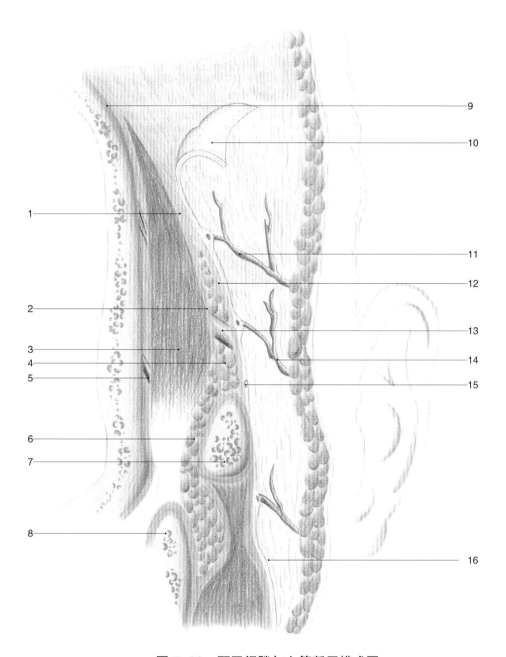

图 7-20 颞区间隙与血管断层模式图

1- 颞深筋膜	7- 颧骨	13- 颞中静脉
2- 颞深筋膜深层	8- 下颌骨冠突	14- 颧眶动脉
3- 颞肌	9- 骨膜	15- 面神经分支
4- 颞浅脂肪垫	10- 颞浅筋膜	16-SMAS（腮腺咬肌区）
5- 颞深静脉	11- 颞浅动脉额支	
6- 颞深脂肪垫	12- 颞深筋膜浅层	

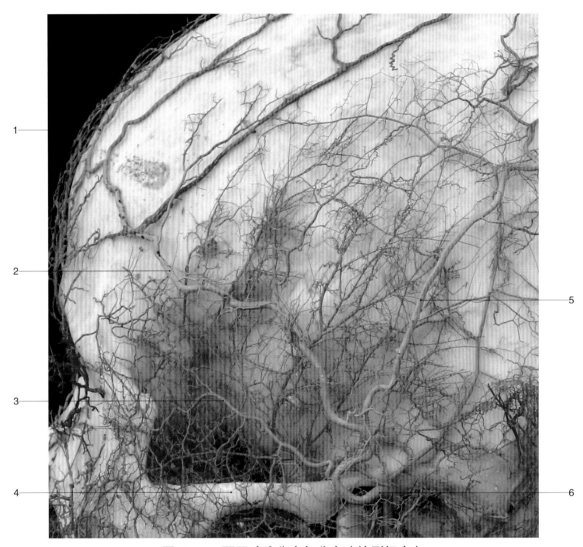

图 7-21   颞区动脉分支与分布（铸型标本）

1- 眶上动脉	3- 颧眶动脉	5- 颞浅动脉顶支
2- 颞浅动脉额支	4- 颧弓	6- 颞浅动脉

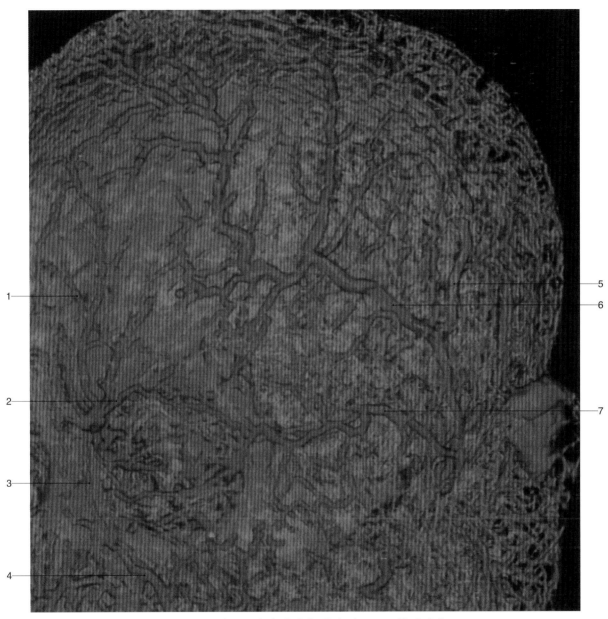

图 7-22　颞区动脉分支与分布（CT 三维重建）

1- 滑车上动脉	4- 面动脉	7- 颧眶动脉
2- 眶周动脉弓	5- 颞浅动脉顶支	
3- 内眦动脉	6- 颞浅动脉额支	

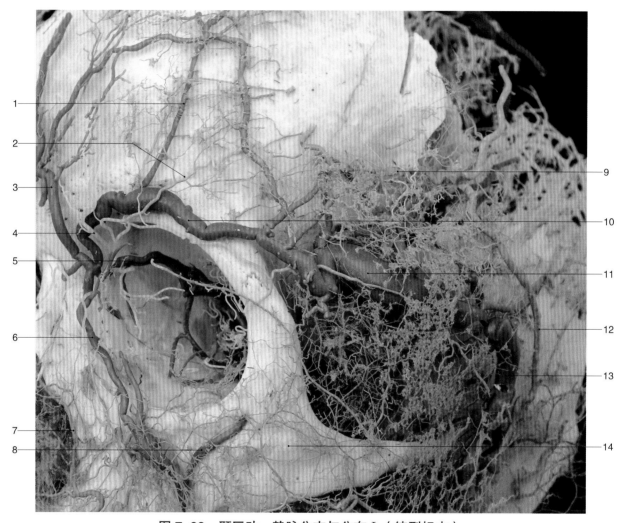

图 7-23　颞区动、静脉分支与分布 I（铸型标本）

1– 眶上静脉	6– 内眦静脉	11– 颞中静脉
2– 眶上动脉	7– 面动脉	12– 颞浅动脉
3– 滑车上静脉	8– 额面静脉	13– 颞浅静脉
4– 滑车上动脉	9– 颞浅动脉额支	14– 颧骨
5– 眼静脉	10– 眶周静脉弓	

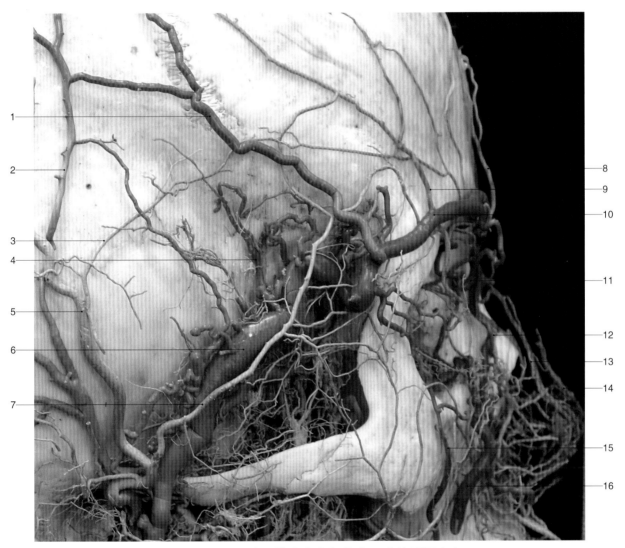

图 7-24　颞区动、静脉分支与分布 Ⅱ（铸型标本）

1– 颞浅静脉额支　　　7– 颧眶动脉　　　　13– 鼻背动脉

2– 颞浅静脉　　　　　8– 滑车上动脉　　　14– 鼻背静脉

3– 颞浅动脉额支　　　9– 眶上动脉　　　　15– 颧面静脉

4– 颞深静脉　　　　　10– 眶周静脉弓　　　16– 面静脉

5– 颞浅动脉　　　　　11– 内眦静脉

6– 颞中静脉　　　　　12– 内眦动脉

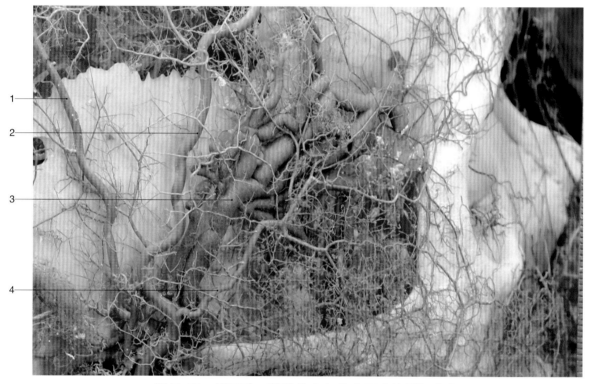

图 7-25　颞区动、静脉分支与分布Ⅲ（铸型标本）

1– 颞浅动脉顶支　　　3– 颞中静脉

2– 颞浅动脉额支　　　4– 颧眶动脉

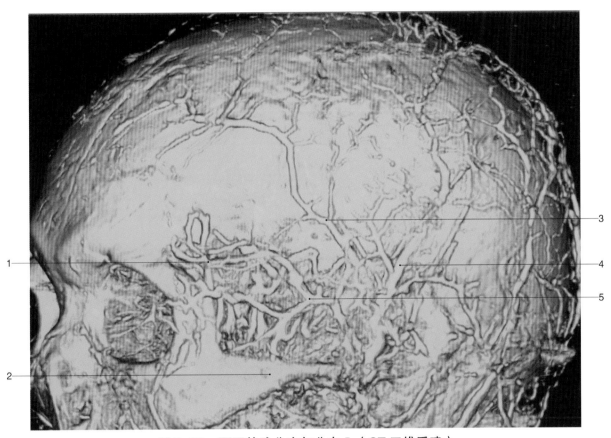

图 7-26 颞区静脉分支与分布 I（CT 三维重建）

1– 哨兵静脉   4– 颞浅静脉顶支

2– 颧弓   5– 颞中静脉

3– 颞浅静脉额支

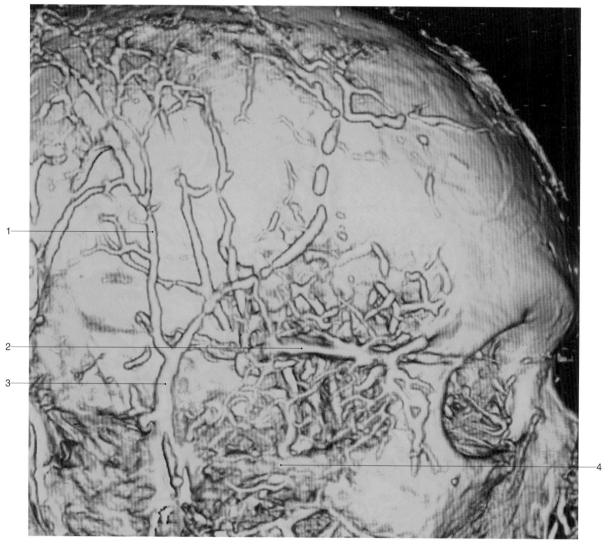

图 7-27　颞区静脉分支与分布 Ⅱ（CT 三维重建）

1- 颞浅静脉顶支　　　3- 颞浅静脉

2- 颞中静脉　　　　　4- 颧弓

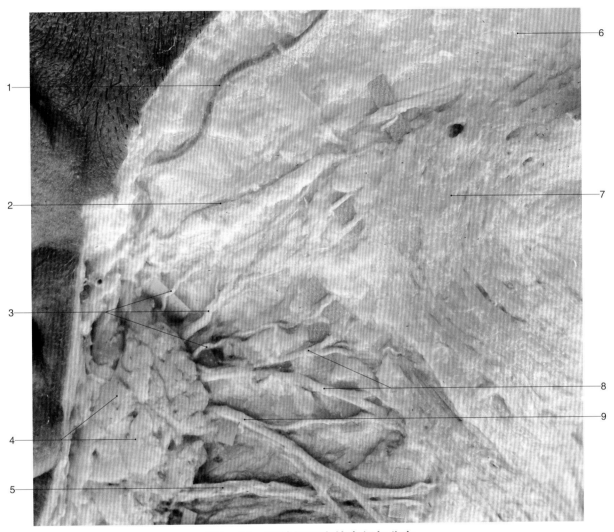

图 7-28 面神经颞支的走行与分布

1– 颞浅动脉额支	4– 腮腺	7– 眼轮匝肌
2– 颧眶动脉	5– 腮腺导管	8– 面神经颧支
3– 面神经颞支	6– 额肌	9– 面神经上颊支

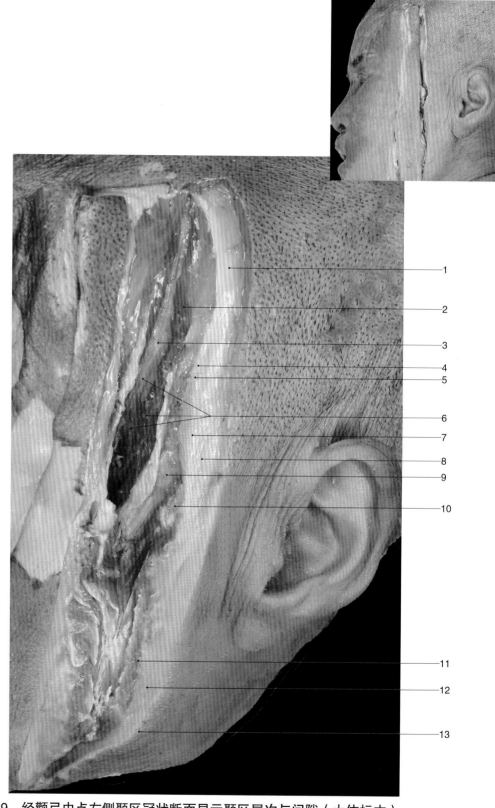

图 7-29　经颧弓中点左侧颞区冠状断面显示颞区层次与间隙（大体标本）

1– 颞深筋膜　　　　5– 颞中静脉　　　　9– 颞浅间隙　　　　13– 皮肤层

2– 颞肌　　　　　　6– 颞深后静脉　　　10– 颧弓

3– 骨膜层　　　　　7– 颞筋膜间间隙　　11– 咬肌

4– 颞深筋膜深层　　8– 颞深筋膜浅层　　12– 皮下组织层

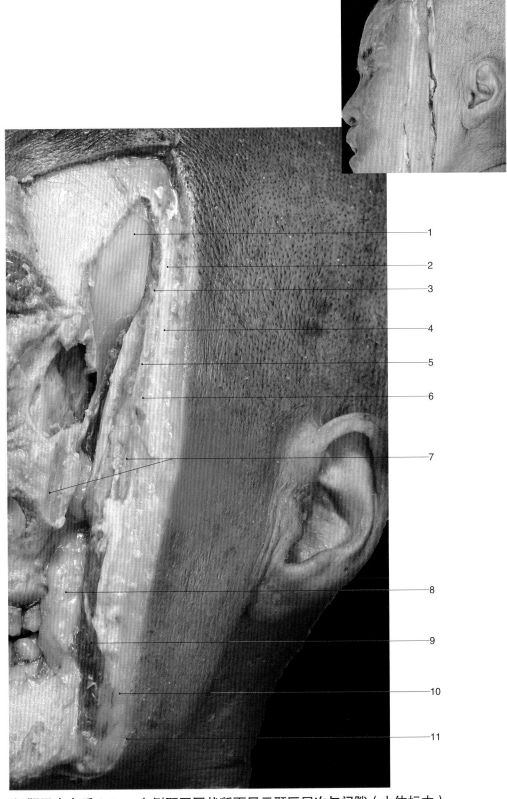

图 7-30 经颧弓中点后 1.5cm 左侧颞区冠状断面显示颞区层次与间隙（大体标本）

1– 骨膜层　　　　　5– 颞深筋膜深层　　　9– 咬肌

2– 颞深筋膜　　　　6– 颞筋膜间间隙　　　10– 皮下组织层

3– 颞肌　　　　　　7– 颧弓　　　　　　　11– 皮肤层

4– 颞深筋膜浅层　　8– 颊脂垫

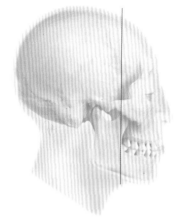

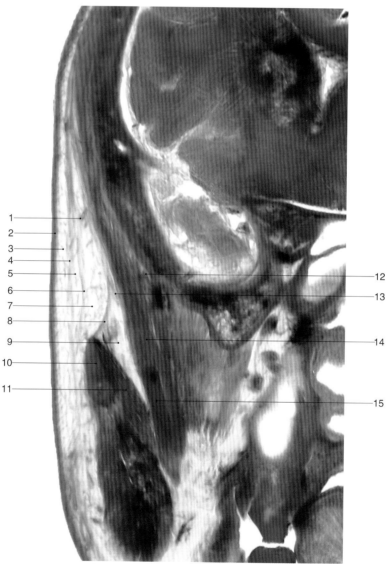

图 7-31   经下颌支左侧颞区冠状断面显示颞区层次与间隙（P45 塑化断层）

1- 颞中静脉	6- 颞深筋膜浅层	11- 咬肌
2- 皮肤	7- 颞筋膜间间隙	12- 颞深间隙
3- 皮下组织层	8- 颞深筋膜深层	13- 颞浅间隙脂肪隔
4- 颞浅筋膜	9- 颞浅间隙	14- 颞肌
5- 颞中筋膜	10- 颧弓	15- 冠突

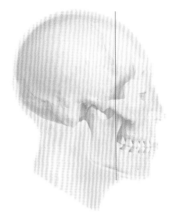

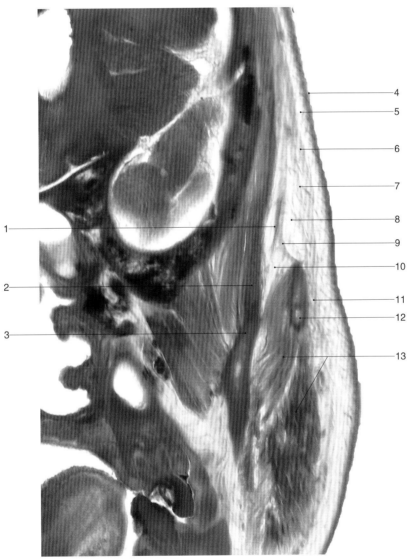

图 7-32　经下颌支右侧颞区冠状断面显示颞区层次与间隙（P45 塑化断层）

1- 颞浅间隙脂肪隔	6- 颞浅筋膜	11- 颧弓韧带
2- 颞肌	7- 颞深筋膜浅层	12- 颧弓
3- 冠突	8- 颞筋膜间间隙	13- 咬肌
4- 皮肤	9- 颞深筋膜深层	
5- 皮下组织层	10- 颞浅间隙	

第八章　颧　部

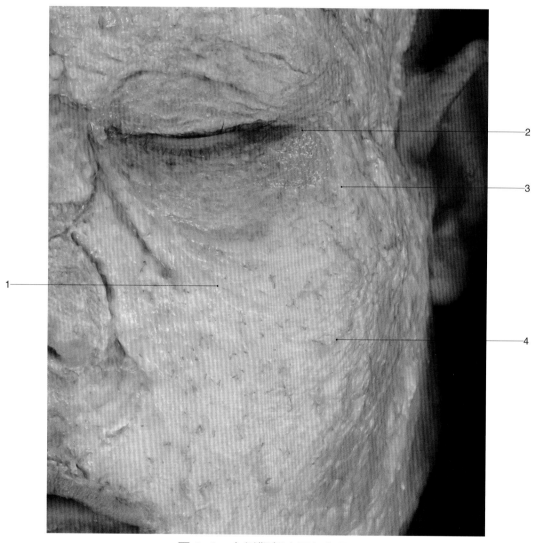

图 8-1　左侧颧部皮下组织层

1- 颊内侧脂肪垫　　　3- 眶外侧脂肪垫

2- 外眦　　　　　　　4- 颊中间脂肪垫

颧大肌、颧小肌呈带状，起自颧骨，斜向前下方走行，斜越咬肌、颊肌、面动脉、面静脉的浅面，止于口角的皮肤和筋膜（参见总论图 1-7、图 1-11）。

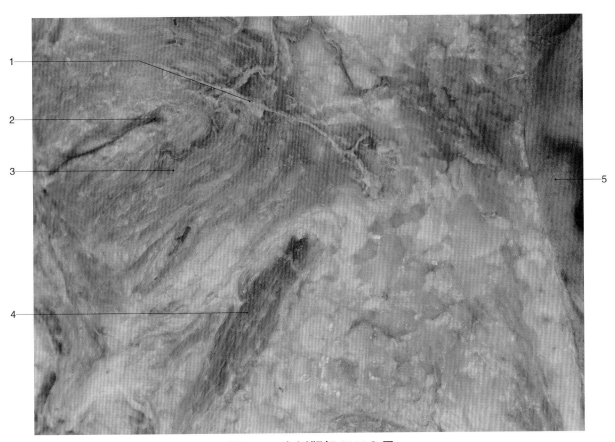

图 8-2 左侧颧部 SMAS 层

1- 颧眶动脉分支	4- 颧大肌
2- 外眦	5- 耳屏
3- 眼轮匝肌	

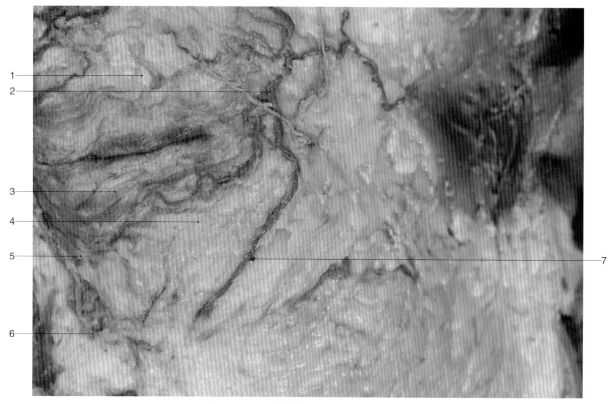

图 8-3 左侧颧部 SMAS 下层 I

1- 眼轮匝肌后脂肪垫   4- 眼轮匝肌下脂肪垫   7- 眶下缘静脉弓

2- 颧颞静脉   5- 面静脉

3- 眼轮匝肌   6- 面动脉

识别颊部和颧部轮廓之间的边界，可以得到颧大肌位置方面的信息。

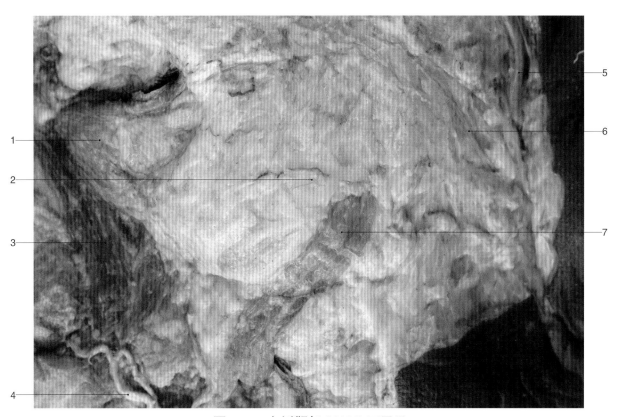

图 8-4 左侧颧部 SMAS 下层Ⅱ

1- 眼轮匝肌　　　4- 面动脉　　　7- 颧大肌

2- 颊脂肪垫　　　5- 颞浅动脉

3- 提上唇鼻翼肌　6- 面神经颞支

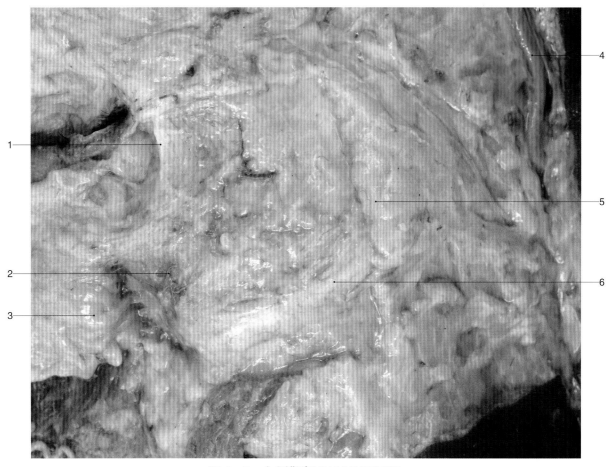

图 8-5　左侧颞部 SMAS 下层Ⅲ

1- 眶外侧缘　　　　　　　4- 颞浅动脉

2- 颧面静脉　　　　　　　5- 颞脂肪垫切缘

3- 颞脂肪垫（向内翻开）　6- 颧弓

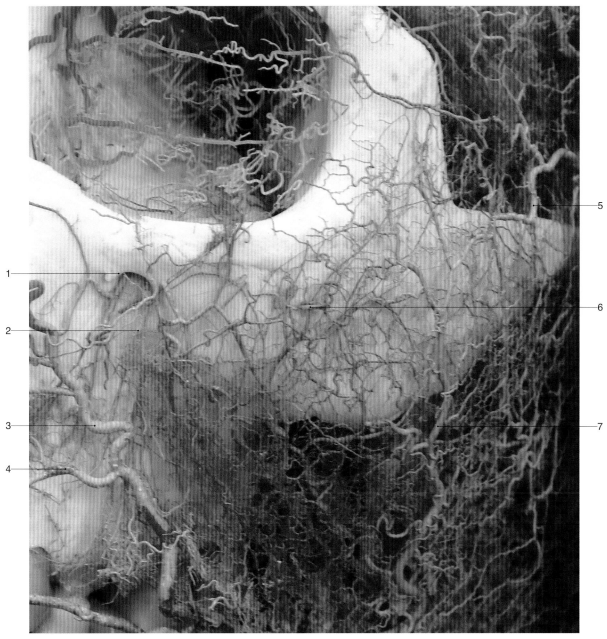

图 8-6　左侧颧部动脉分布（铸型标本）

1– 眶下孔	4– 鼻翼动脉	7– 面动脉分支
2– 眶下动脉	5– 颧眶动脉	
3– 面动脉	6– 颧面动脉	

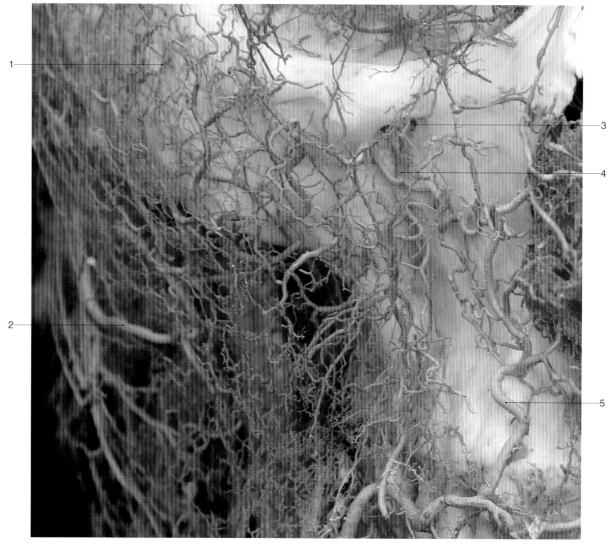

图 8-7　右侧颧部动脉分布（铸型标本）

1- 颧面动脉　　4- 眶下动脉

2- 面横动脉　　5- 面动脉

3- 眶下孔

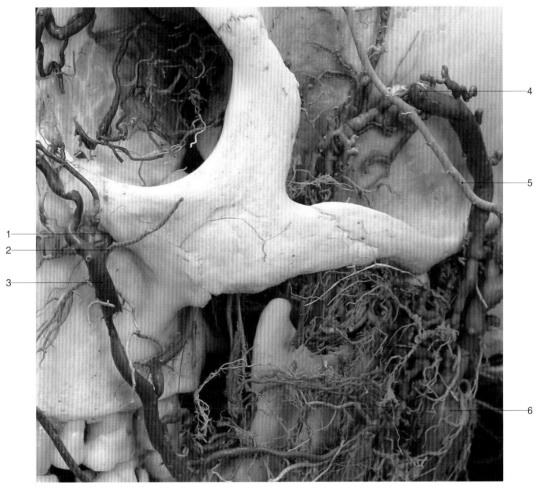

图 8-8　左侧颞部动、静脉分布Ⅰ（铸型标本）

1- 眶下孔　　　　4- 颞中静脉
2- 眶下动脉　　　5- 颧眶动脉
3- 面静脉　　　　6- 下颌后静脉

眶外侧缘延线与颧弓上缘延线的交会处附近可见1～3个颧面孔，颧面孔距离眶缘间的最短距离平均为7.8mm，此孔内有颧神经的颧面支及血管通过。

颧面静脉与面静脉之间有吻合。

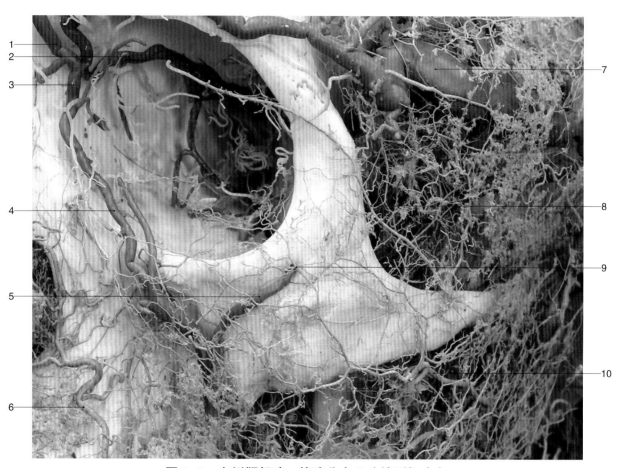

图 8-9　左侧颧部动、静脉分布Ⅱ（铸型标本）

1- 滑车上静脉	5- 颧面静脉	9- 颧面孔
2- 眼静脉	6- 面动脉	10- 面横动脉
3- 内眦静脉	7- 颞中静脉	
4- 面静脉	8- 颧眶动脉	

眶下动脉沿途为睑颧沟提供血供，眶下动脉和睑颧沟之间有相对固定的位置关系。

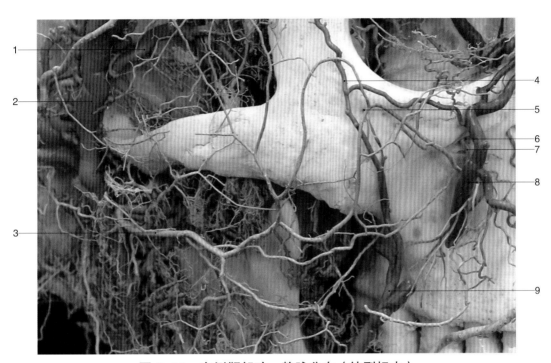

图 8-10　右侧颧部动、静脉分布（铸型标本）

1- 颞中静脉	4- 颧部深层静脉吻合	7- 眶下动脉
2- 颞浅静脉	5- 颧面孔	8- 面静脉
3- 面横动脉	6- 眶下孔	9- 面深静脉

颧骨皮肤韧带起于颧弓前端下缘和颧骨颊面，穿过各层软组织止于表面真皮。面神经颧支走行在其上方、下方甚至中间。

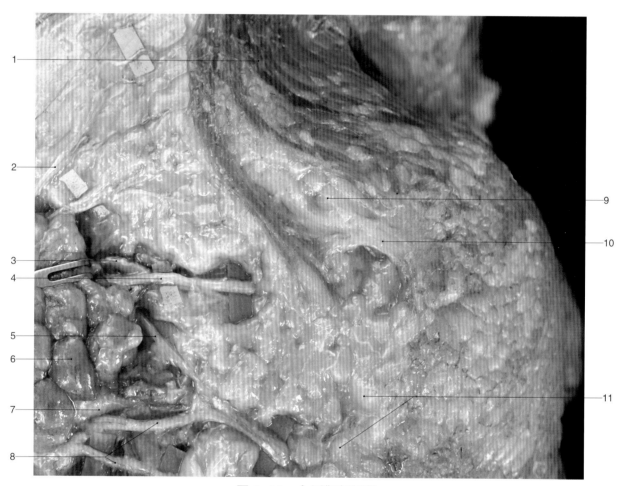

图 8-11　右侧颧部韧带

1- 眼轮匝肌　　　5- 面神经上颊支　　　9- 眼轮匝肌下脂肪（SOOF）

2- 面神经颧支　　6- 腮腺　　　　　　　10- 颧骨皮肤韧带

3- 面横动脉　　　7- 腮腺导管　　　　　11- 皮下组织

4- 面神经颧支　　8- 面神经下颊支

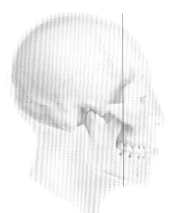

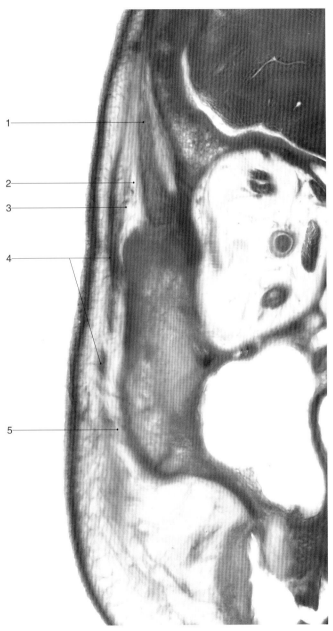

图 8-12　经颧骨冠状断面 I（P45 塑化断层）

1- 颞肌　　　　　　4-SMAS

2- 颞浅脂肪垫　　　5- 颧骨皮肤韧带

3- 颞深筋膜

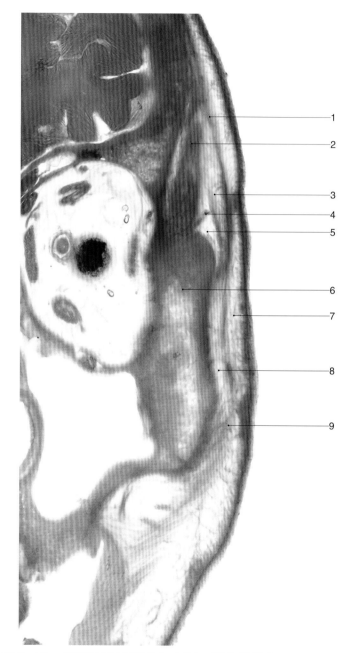

图 8-13　经颧骨冠状断面 Ⅱ（P45 塑化断层）

1–SMAS（颞浅筋膜）	4– 颞中静脉	7– 皮下组织
2– 颞肌	5– 颞浅脂肪垫	8– 颧脂肪垫
3– 颞深筋膜	6– 颧骨	9– 颧骨皮肤韧带

第九章　腮腺咬肌区

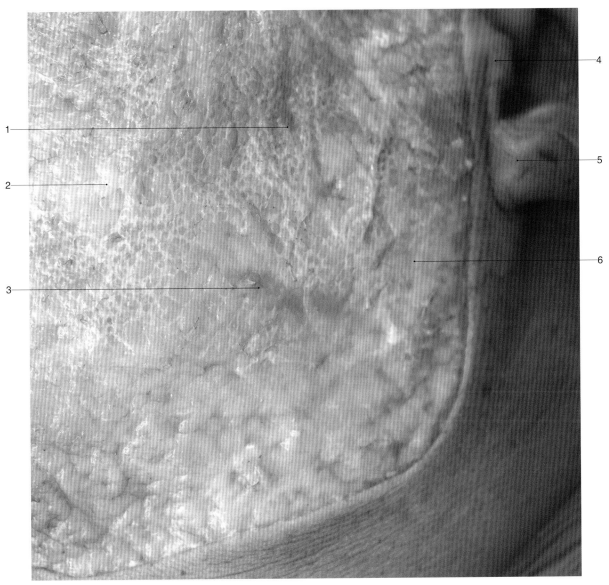

图 9-1　腮腺咬肌区皮下组织层

1– 皮肤真皮组织　　　　4– 耳屏

2– 颊部内侧脂肪垫　　　5– 耳垂

3– 颊部外侧脂肪垫　　　6– 颞颊部外侧脂肪垫

腮腺区的 SMAS 与腮腺筋膜连接紧密，腮腺筋膜浅面几乎没有脂肪；咬肌区的 SMAS 与咬肌筋膜之间有薄层脂肪，SMAS 容易被分离。

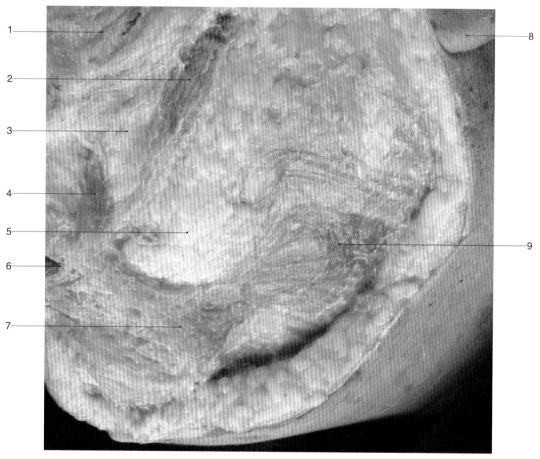

图 9-2　腮腺咬肌区 SMAS 层

1- 眼轮匝肌	4- 提口角肌	7- 降口角肌
2- 颧大肌	5- 颊脂垫	8- 耳垂
3- 颧内深脂肪垫	6- 口角	9- 颈阔肌

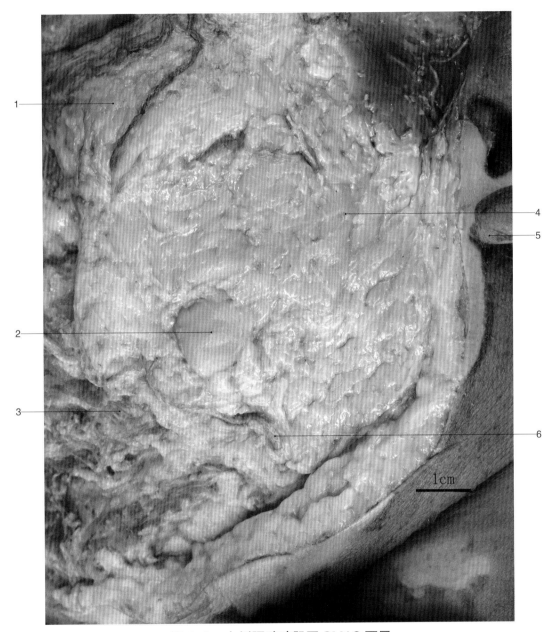

图 9-3 左侧腮腺咬肌区 SMAS 下层

1- 眼轮匝肌下脂肪垫   4- 腮腺筋膜

2- 颊脂垫   5- 耳垂

3- 口轮匝肌   6- 面动脉

颈深筋膜浅层向上延续至腮腺下缘时分为浅、深两层，包被腮腺形成腮腺鞘。腮腺鞘的浅层即为腮腺筋膜，较致密，向上连于颧弓，向前与咬肌筋膜相延续，向后与胸锁乳突肌筋膜相延续。腮腺筋膜与腮腺组织紧密相连，并向腺体内发出许多纤维隔，将腺体分出许多小叶。腮腺鞘的浅、深两层在腮腺前缘处融合为一层，并向前延续覆盖咬肌，形成咬肌筋膜。

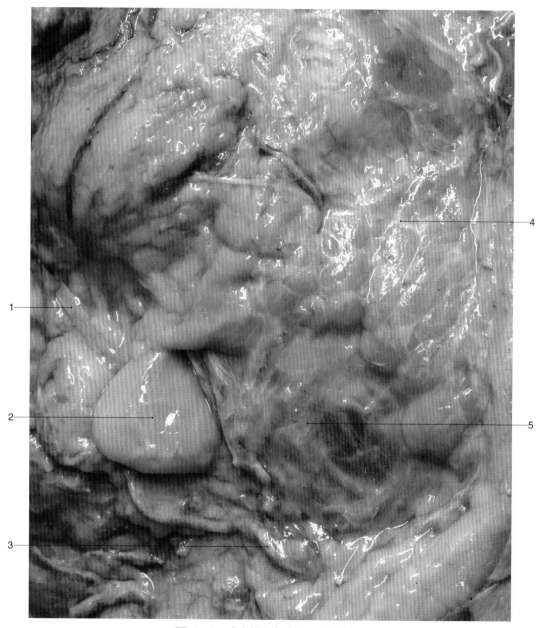

图 9-4　左侧腮腺咬肌区筋膜层

1- 面静脉　　　　4- 腮腺及其筋膜

2- 颊脂垫　　　　5- 咬肌及其筋膜

3- 面动脉

腮腺导管长 3.5～5cm，直径约 0.3cm，自腮腺前缘发出，在颧弓下方约一横指处位于咬肌的表面水平向前走行。当其至咬肌前缘时，呈直角转向深面穿过颊肌。

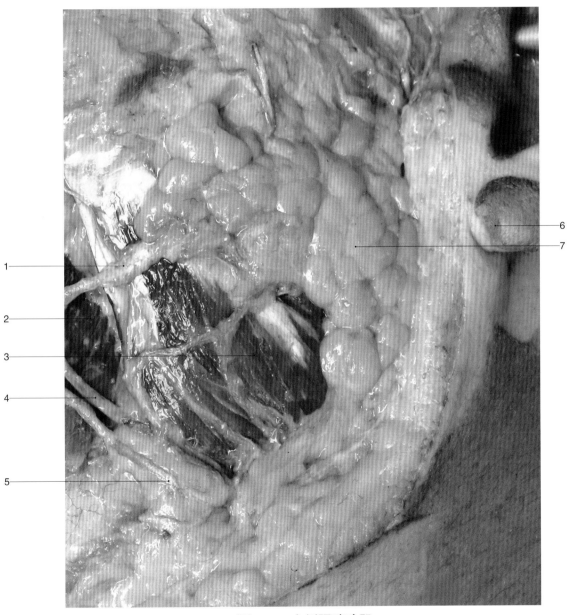

图 9-5　左侧腮腺咬肌

1- 腮腺导管	4- 面静脉	7- 腮腺
2- 颊肌	5- 面动脉	
3- 咬肌	6- 耳垂	

咬肌注射时，避开面血管在咬肌内的分支，选择深层注射，以避免影响浅层表情肌。

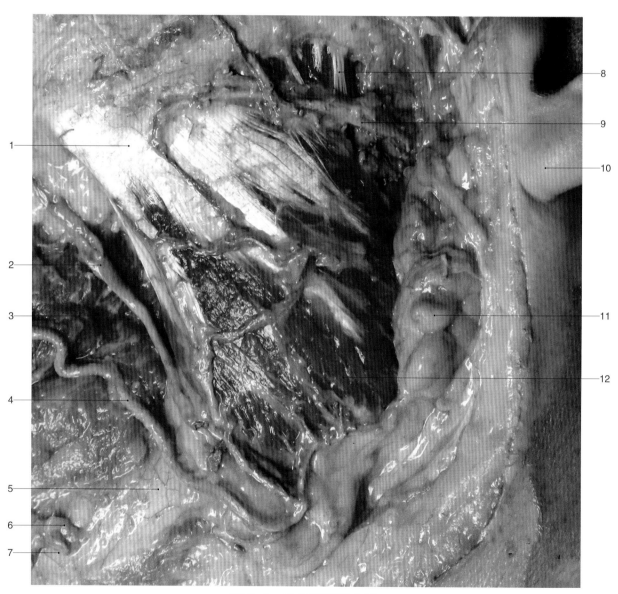

图 9-6　左侧咬肌及血管

1- 咬肌浅部	5- 下颌骨	9- 面横动脉
2- 面静脉	6- 颏神经	10- 耳垂
3- 颊肌	7- 颏孔	11- 腮腺
4- 面动脉	8- 咬肌深部	12- 咬肌

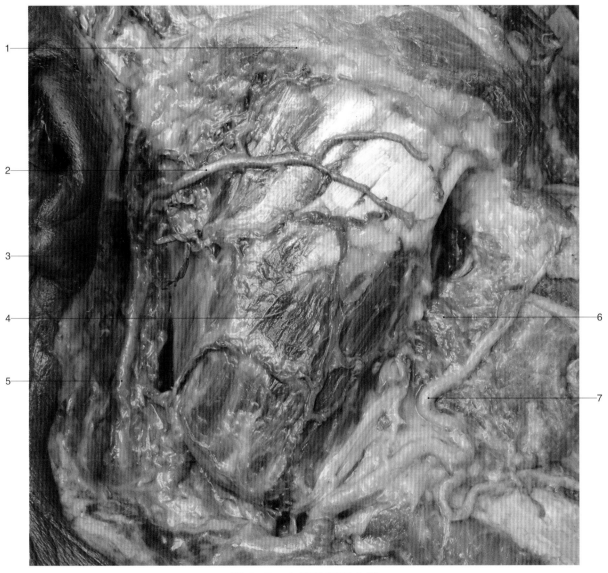

图 9-7　右侧咬肌及血管

1– 颧弓　　　　　4– 咬肌　　　　　7– 面动脉

2– 面横动脉　　　5– 下颌后静脉

3– 耳垂　　　　　6– 颊肌

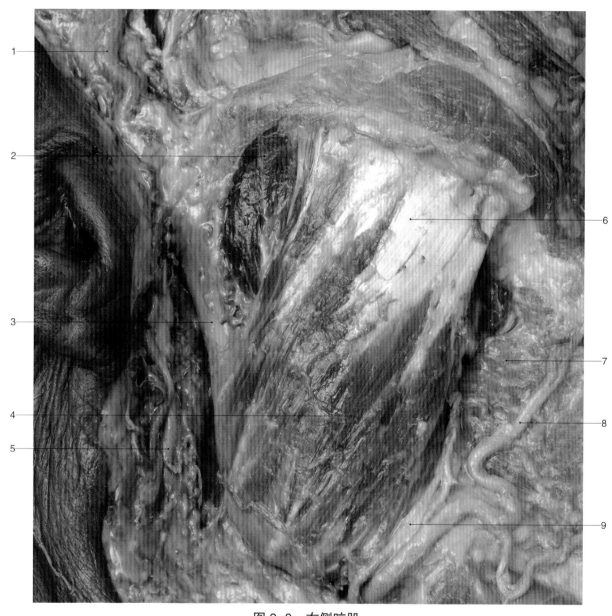

图 9-8　右侧咬肌

1- 颞浅动脉	4- 咬肌	7- 颊肌
2- 咬肌深部	5- 下颌后静脉	8- 面动脉
3- 下颌支	6- 咬肌浅部	9- 面静脉

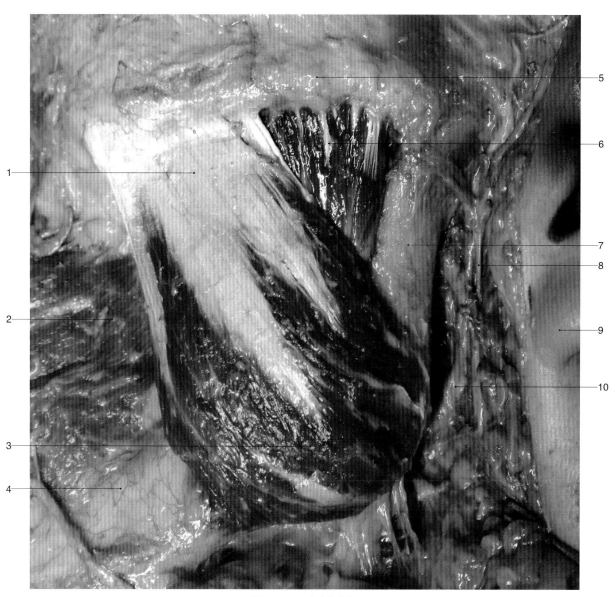

图 9-9 左侧咬肌

1– 咬肌浅部 5– 颧弓 9– 耳垂

2– 颊肌 6– 咬肌深部 10– 颈外动脉

3– 咬肌 7– 下颌支

4– 下颌体 8– 下颌后静脉

咬肌分浅、深两层。浅层起自颧弓下缘前 2/3 部，深层起自颧弓下缘后 1/3 部及其深面。咬肌肌纤维向后下走行，止于下颌骨的咬肌粗隆。注射部位过高时，可导致咬肌上部及腮腺区萎缩，出现双颊部下陷的外观。

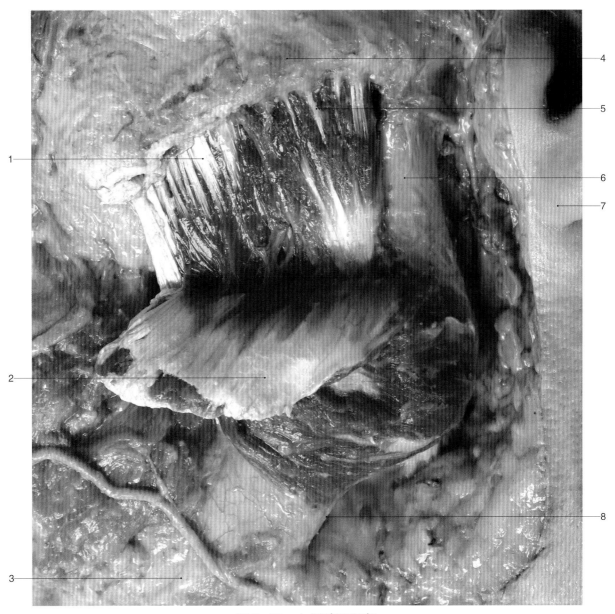

图 9-10　左侧咬肌深部

1- 咬肌浅部（深层）	5- 咬肌深部
2- 咬肌浅部（向下翻开）	6- 下颌支
3- 下颌体	7- 耳垂
4- 颧弓	8- 下颌缘

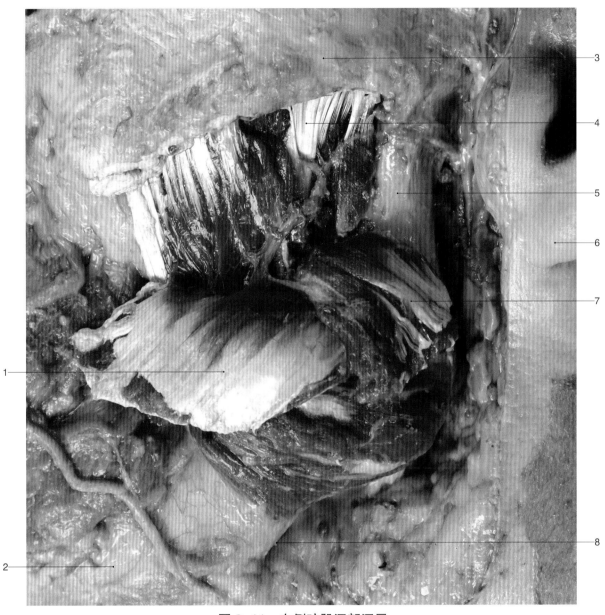

图 9-11　左侧咬肌深部深层

1- 咬肌浅部（向下翻开）	5- 下颌支
2- 下颌体	6- 耳垂
3- 颧弓	7- 咬肌深部（向下翻开）
4- 咬肌深部（深层）	8- 下颌缘

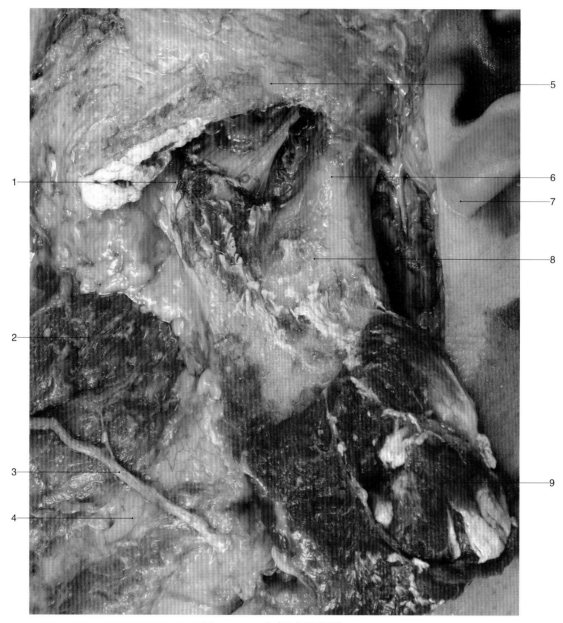

图 9-12　左侧咬肌间隙

1- 冠突	4- 下颌体	7- 耳垂
2- 颊肌	5- 颧弓	8- 下颌支
3- 面动脉	6- 髁突	9- 咬肌（向下翻开）

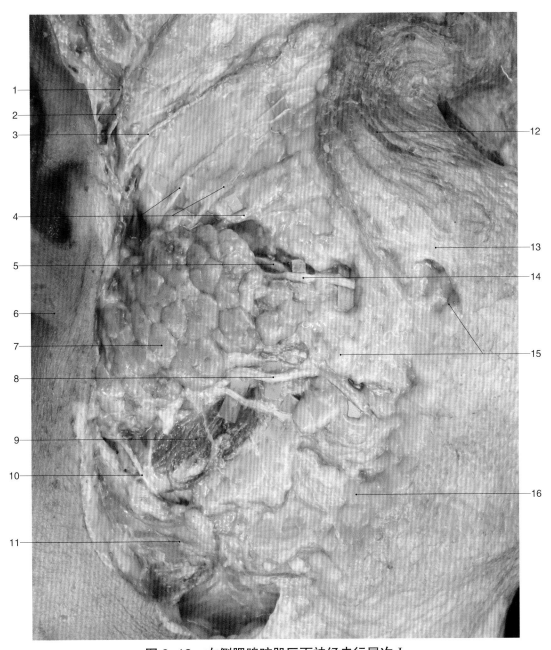

图 9-13　右侧腮腺咬肌区面神经走行层次 I

1– 颞浅动脉	5– 面横动脉	9– 咬肌	13– 颧骨皮肤韧带
2– 颞浅静脉	6– 耳垂	10– 面神经下颌缘支	14– 面神经颧支
3– 颧眶动脉	7– 腮腺	11– 颈阔肌	15– 颊脂垫
4– 面神经颞支	8– 面神经颊支	12– 眼轮匝肌	16– 皮下脂肪层

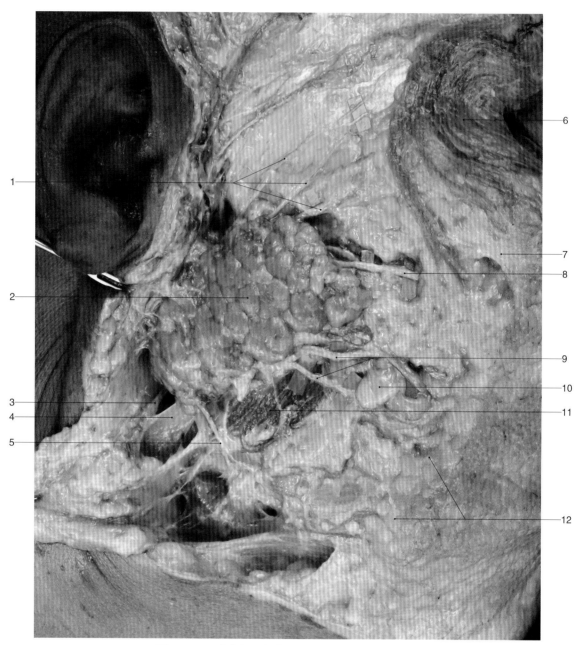

图 9-14   右侧腮腺咬肌区面神经走行层次 II

1- 面神经颞支   5- 面神经下颌缘支   9- 面神经颊支

2- 腮腺   6- 眼轮匝肌   10- 颊脂垫

3- 面神经颈支   7- 颧骨皮肤韧带   11- 咬肌

4- 颈阔肌悬韧带   8- 面神经颧支   12- 皮下脂肪层

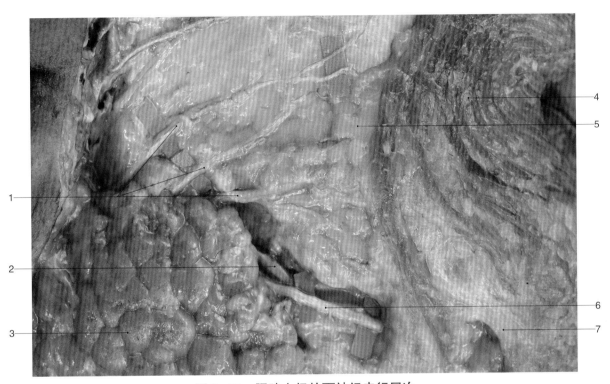

图 9-15　腮腺上极的面神经走行层次

1- 面神经颞支　　　5- 眼轮匝肌下脂肪垫

2- 面横动脉　　　　6- 面神经颧支

3- 腮腺　　　　　　7- 颧骨皮肤韧带

4- 眼轮匝肌

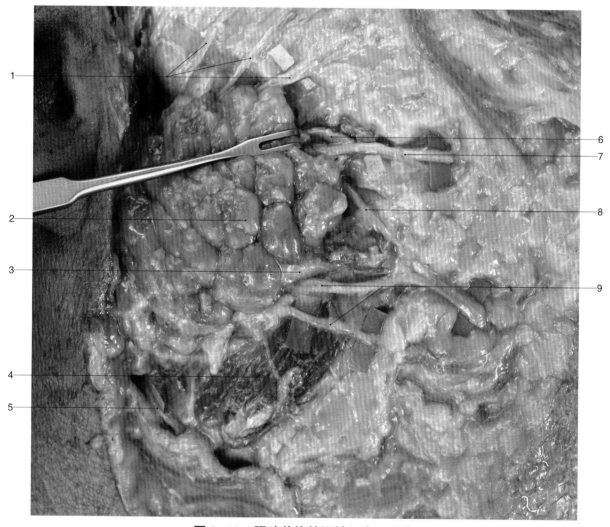

图 9-16 腮腺前缘的面神经走行层次

1- 面神经颞支	4- 咬肌	7- 面神经颧支
2- 腮腺	5- 面神经颈支	8- 面神经上颊支
3- 腮腺导管	6- 面横动脉	9- 面神经下颊支

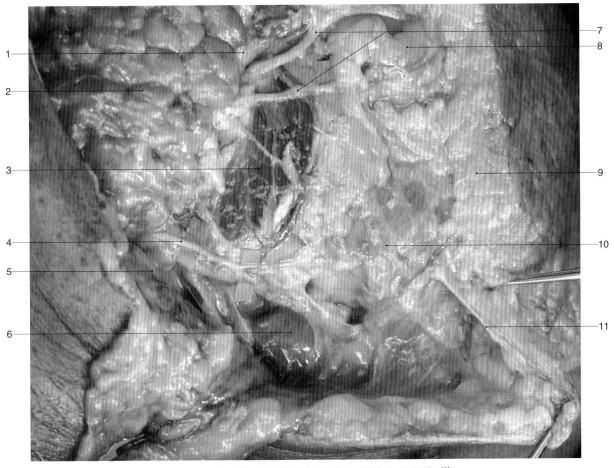

图 9-17 腮腺下极的面神经走行层次和下颌韧带

1– 腮腺导管　　　　5– 面神经颈支　　　　9– 皮下脂肪层

2– 腮腺　　　　　　6– 下颌下腺　　　　　10– 颈阔肌

3– 咬肌　　　　　　7– 面神经下颊支　　　11– 下颌韧带

4– 面神经下颌缘支　8– 颊脂垫

腮腺导管的上方有面神经的颧支、上颊支走行，腮腺导管的下方有面神经的下颊支走行（见图 9-12、图 9-13）。

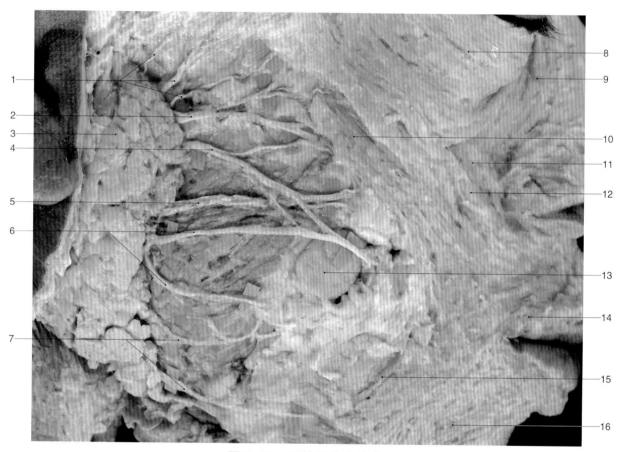

图 9-18　面神经分支分布

1- 面神经颞支	5- 腮腺导管	9- 提上唇鼻翼肌	13- 颊脂垫
2- 面神经颧支	6- 面神经下颊支	10- 颧大肌	14- 口轮匝肌
3- 腮腺	7- 面神经下颌缘支	11- 提上唇肌	15- 面动脉
4- 面神经上颊支	8- 眼轮匝肌	12- 颧小肌	16- 降下唇肌

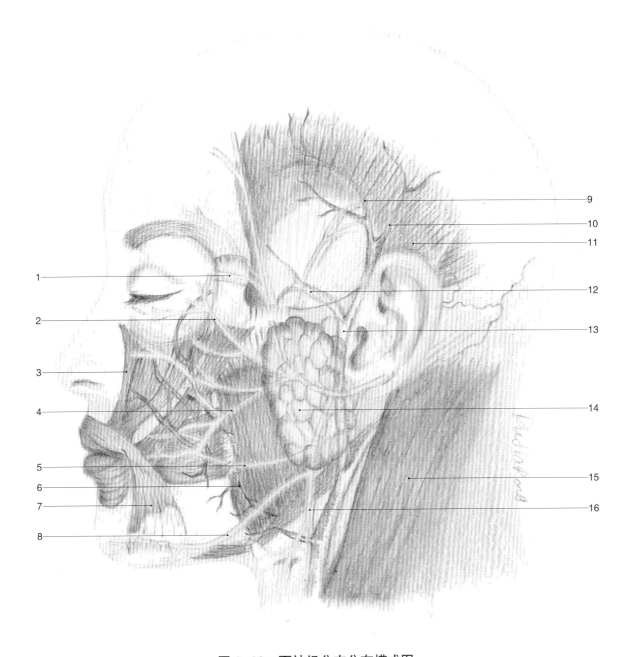

图 9-19　面神经分支分布模式图

1– 面神经颞支	5– 面神经下颊支	9– 颞浅静脉额支	13– 颞浅静脉
2– 面神经颧支	6– 面静脉	10– 颞浅静脉顶支	14– 腮腺
3– 提上唇鼻翼肌	7– 降口角肌	11– 颞肌	15– 胸锁乳突肌
4– 面神经上颊支	8– 面神经下颌缘支	12– 颞中静脉	16– 面神经颈支

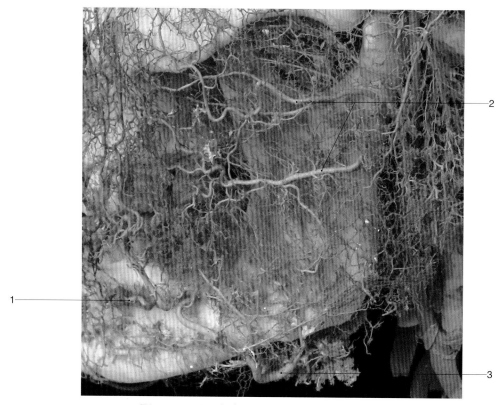

图 9-20　腮腺咬肌区动脉分布（铸型标本）

1– 下唇动脉

2– 面横动脉

3– 面动脉

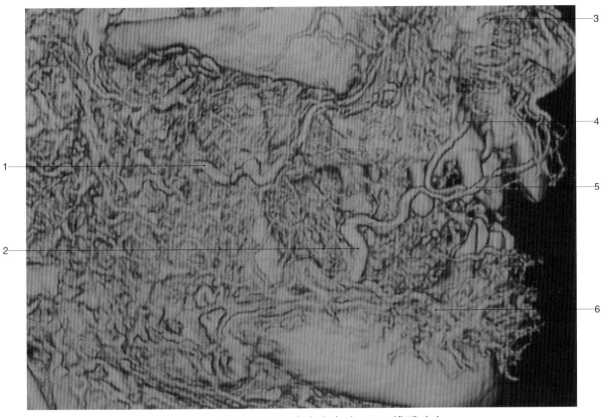

图 9-21 腮腺咬肌区动脉分布（CT 三维重建）

1- 面横动脉   4- 鼻底动脉

2- 面动脉   5- 上唇动脉

3- 鼻翼动脉   6- 下唇动脉

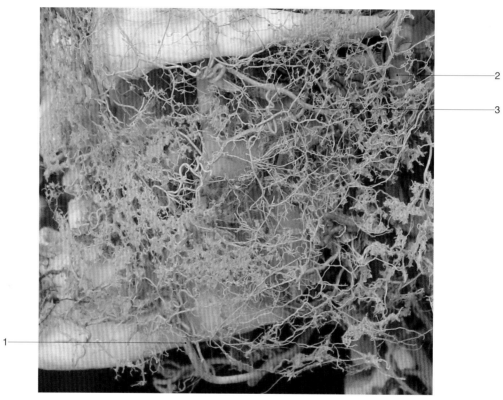

图 9-22　腮腺咬肌区动、静脉分布Ⅰ（铸型标本）

1- 面动脉

2- 颞浅静脉

3- 面横动脉

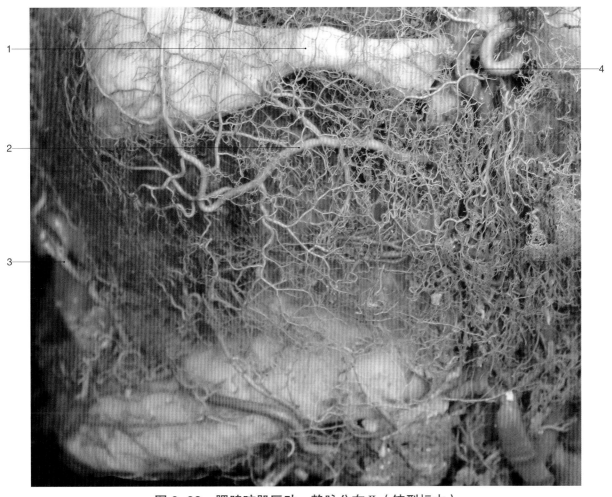

图 9-23　腮腺咬肌区动、静脉分布 II（铸型标本）

1- 颧弓　　　　3- 面动脉

2- 面横动脉　　4- 颞浅静脉

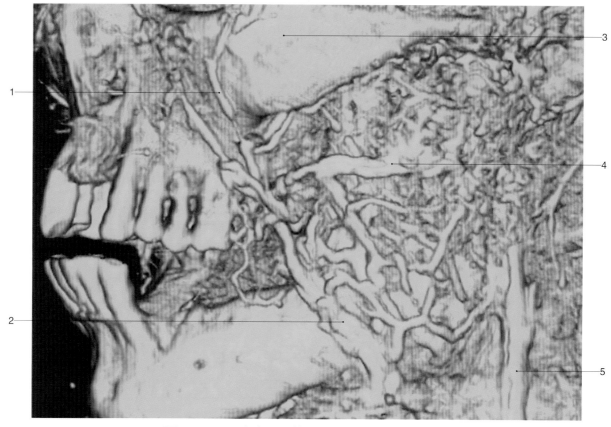

图 9-24 腮腺咬肌区静脉分布（CT 三维重建）

1- 眶下静脉   4- 面横静脉

2- 面静脉   5- 颈内静脉

3- 颧骨

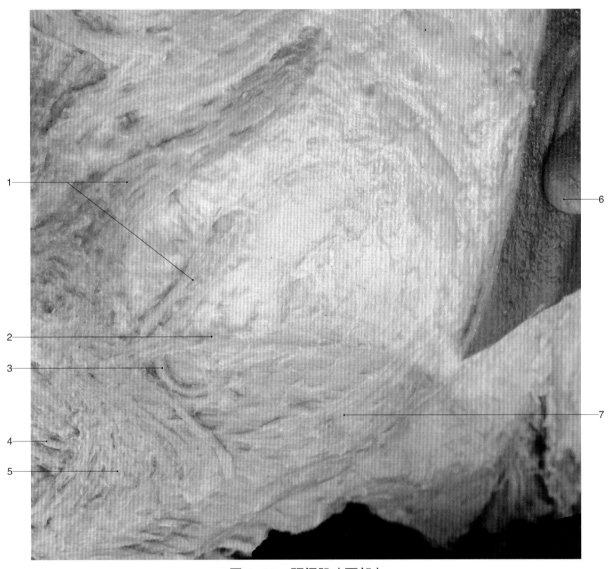

图 9-25　颈阔肌（面部）

1- 颧大肌　　　　5- 降口角肌

2- 笑肌　　　　　6- 耳垂

3- 面动脉　　　　7- 颈阔肌

4- 降下唇肌

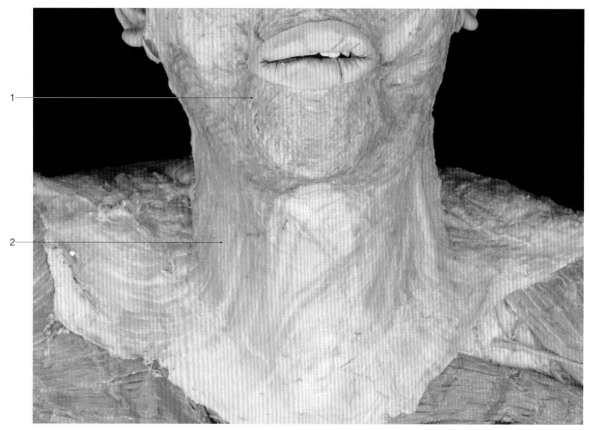

图 9-26　颈阔肌前面观

1- 降口角肌　　　　2- 颈阔肌

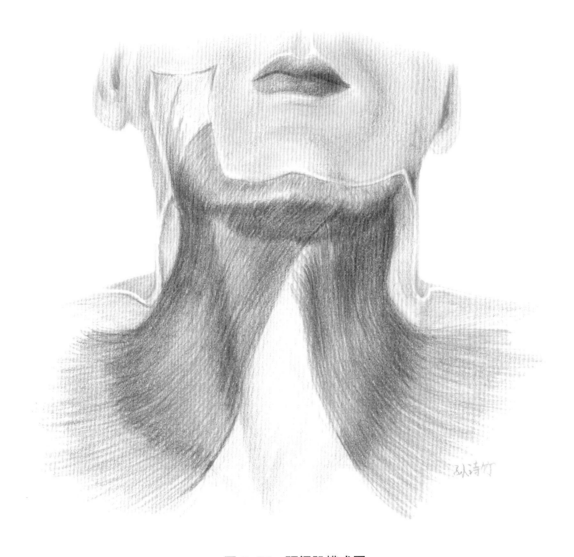

图 9–27　颈阔肌模式图

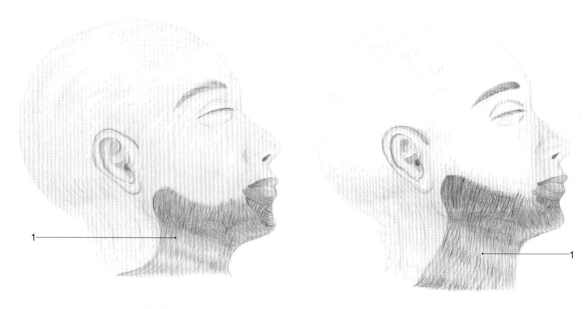

A 上缘低位型

B 上缘常见型

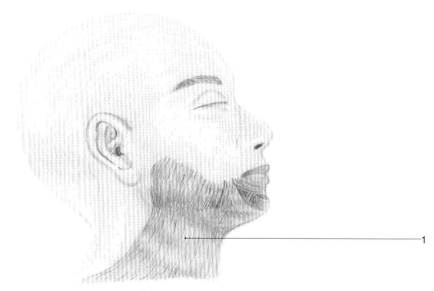

C 上缘高位型

图 9-28 颈阔肌面部形态分型模式图（A、B、C）

1- 颈阔肌

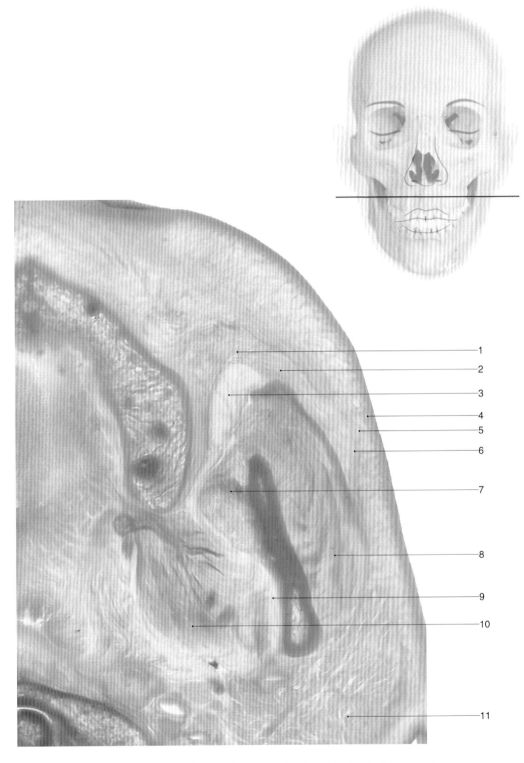

图 9-29　腮腺咬肌区软组织层次（平上颌牙槽平面，P45 塑化水平断面）

1- 咬肌皮肤韧带　　5- 皮下组织层　　9- 翼下颌间隙

2- 颧大肌　　　　　6- SMAS 层　　　10- 翼外肌

3- 咬肌颞肌前间隙　7- 颞肌　　　　　11- 腮腺

4- 皮肤　　　　　　8- 咬肌

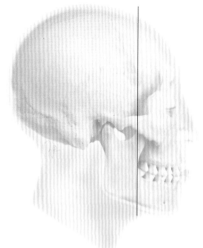

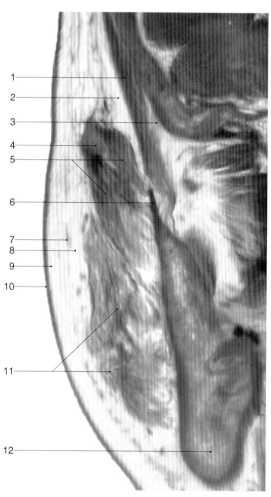

图 9-30　腮腺咬肌区软组织层次（经下颌骨冠突的冠状面，P45 塑化断层标本）

1– 颞肌	5– 咬肌深部	9– 皮下组织层
2– 颞浅间隙	6– 冠突	10– 皮肤
3– 颞深间隙	7– SMAS 层	11– 咬肌浅部
4– 颧弓	8– SMAS 下层	12– 下颌骨

第十章 颊 区

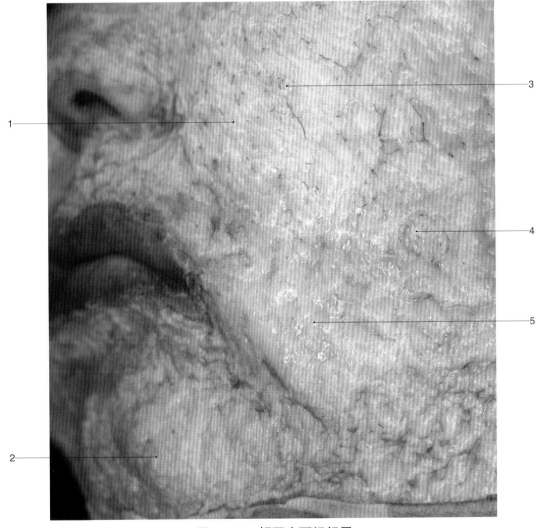

图 10-1　颊区皮下组织层

1- 鼻唇侧脂肪垫　　　　4- 颊中间脂肪垫

2- 颏脂肪垫　　　　　　5- 下颌脂肪垫

3- 颊内侧脂肪垫

颊脂垫上至颞区，与颊内深脂肪垫相邻，位于颧大肌外下方，下至下颌骨缘。颊脂垫能提示深层肌结构的位置。

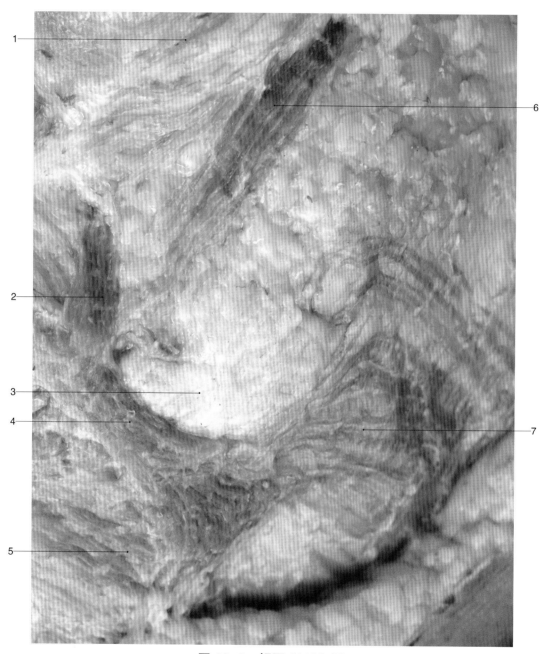

图 10-2　颊区 SMAS 层

1- 眼轮匝肌	4- 降口角肌	7- 颈阔肌
2- 提口角肌	5- 降下唇肌	
3- 颊脂垫	6- 颧大肌	

颊脂垫为脂肪组织，位于颊肌的表面。

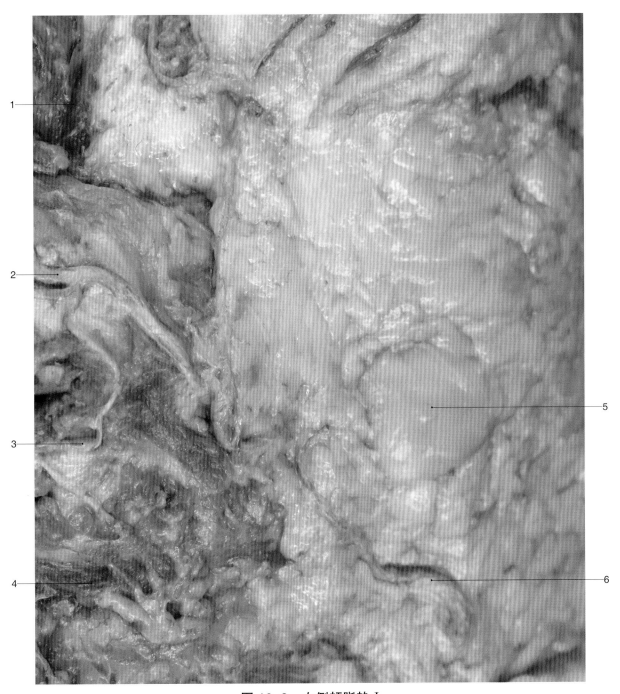

图 10-3　左侧颊脂垫 I

1- 提上唇鼻翼肌　　　4- 口轮匝肌

2- 上唇动脉　　　　　5- 颊脂垫

3- 下唇动脉　　　　　6- 面动脉

面动脉在颊脂垫下叶的下方跨过下颌骨，对推测面动脉的位置有重要意义。

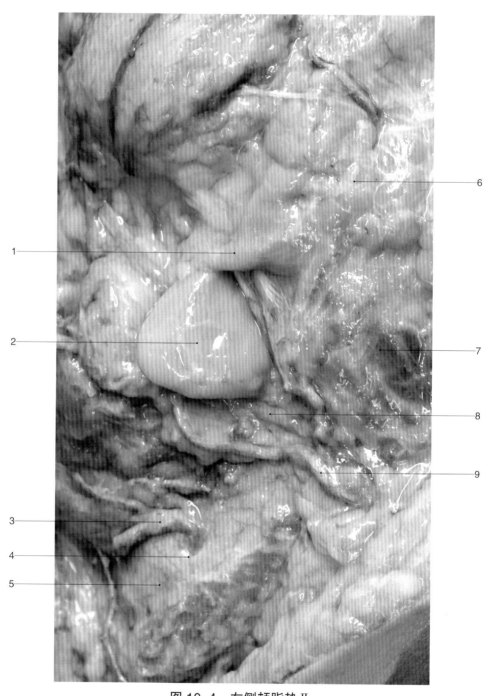

图 10-4 左侧颊脂垫 Ⅱ

1– 腮腺导管	4– 颏孔	7– 咬肌筋膜
2– 颊脂垫	5– 下颌体	8– 面静脉
3– 颏神经	6– 腮腺筋膜	9– 面动脉

颊肌浅面由颊咽筋膜覆盖，腮腺导管穿过该肌进入口腔。同时腮腺导管穿过颊脂垫，判断腮腺导管的方法：一是根据上颌第二磨牙判断；二是识别颊脂垫中叶和下叶，腮腺导管位于颊脂垫下叶上方。

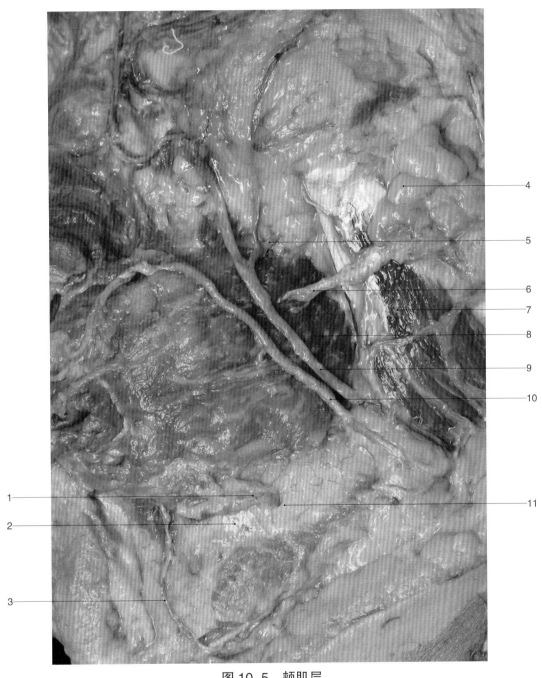

图 10-5　颊肌层

1- 颊神经	5- 面深静脉	9- 面静脉
2- 下颌体	6- 腮腺导管	10- 面动脉
3- 颏下动脉	7- 咬肌	11- 颏孔
4- 腮腺	8- 颊肌	

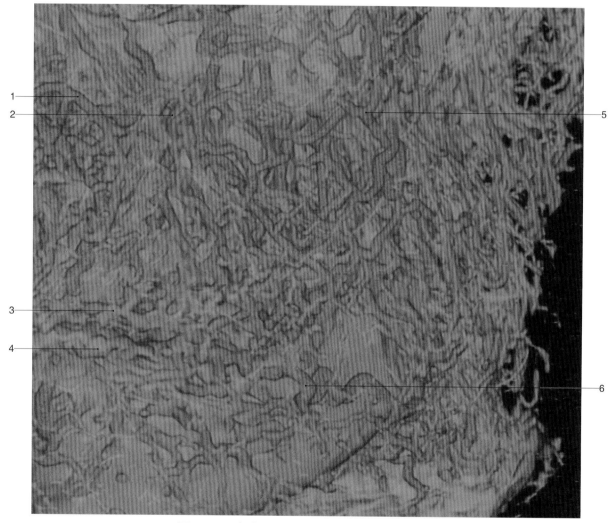

图 10-6　颊部动脉分布 I（CT 三维重建）

1- 鼻外侧动脉　　4- 下唇动脉

2- 眶下动脉　　　5- 颧面动脉

3- 上唇动脉　　　6- 面动脉

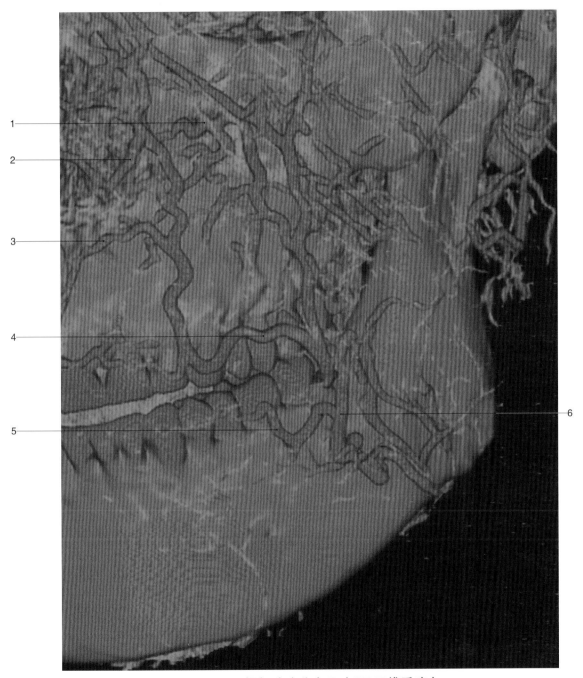

图 10-7　颊部动脉分布 II（CT 三维重建）

1– 眶下动脉　　　4– 上唇动脉

2– 鼻翼动脉　　　5– 下唇动脉

3– 鼻底动脉　　　6– 面动脉

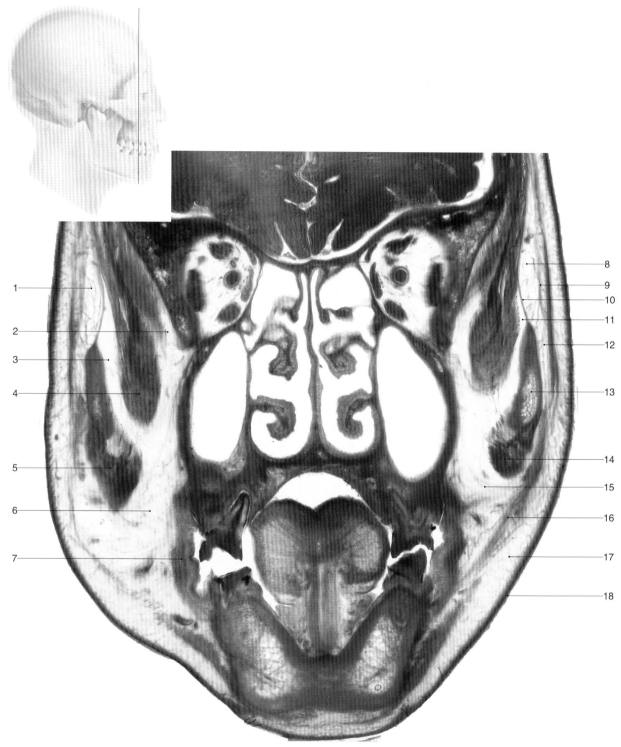

图 10-8   经颧弓前部冠状断面（P45 塑化断层）

1– 颞筋膜间间隙   7– 颊肌   13– 颧弓

2– 颞深间隙   8– 颞浅脂肪垫   14– 咬肌

3– 颞浅间隙   9– 颞深筋膜浅层   15– 颊脂垫

4– 颞肌   10– 颞深筋膜深层   16– SMAS

5– 咬肌   11– 颞深脂肪垫   17– 皮下脂肪

6– 颊间隙   12– 眼轮匝肌下脂肪（SOOF）   18– 皮肤

颊脂垫可位于咬肌的浅面，也可脱垂越过下颌缘。颊脂垫常分成各叶，存在独立的包膜（可参见图7-29、图7-30）。

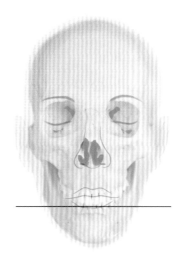

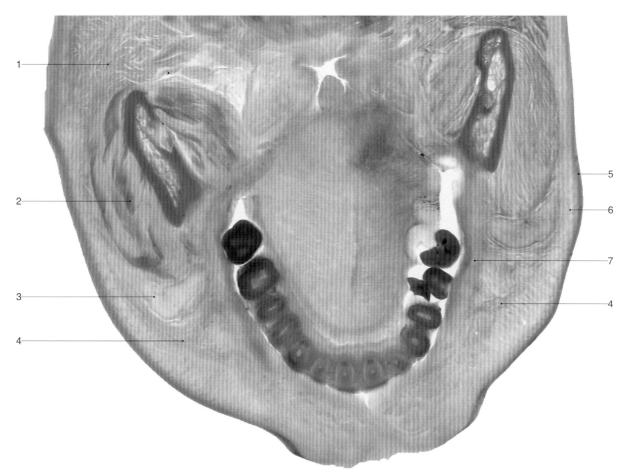

图 10-9 经下颌牙水平面（P45 塑化断层）

1- 腮腺   5- 皮肤

2- 咬肌   6- 皮下脂肪

3- 颊脂垫   7- 颊肌

4- SMAS 层

第十一章　口周部

上唇皮下为无脂肪区，结缔组织致密；下唇有下颌脂肪垫，口角两侧为鼻唇颊脂肪垫。

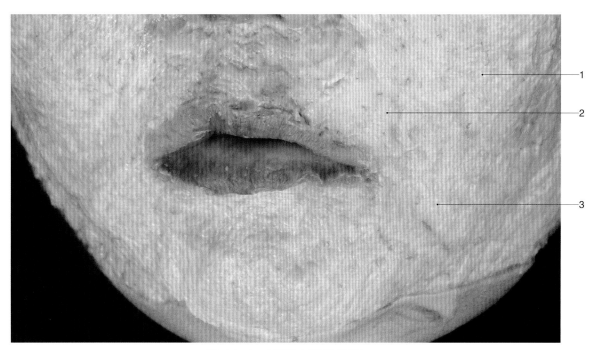

图 11-1　口周皮下组织层

1- 颊内侧脂肪垫

2- 鼻唇颊脂肪垫

3- 下颌脂肪垫

　　口轮匝肌由深、浅两部分组成。上唇的浅层肌纤维由上、下两束构成。上束（鼻束）与颧大肌、提上唇肌、提上唇鼻翼肌、颧小肌的纤维相交织；下束（鼻唇束）的纤维来自降口角肌，从口角向中线走行，终止于同侧和对侧人中嵴，在中线处肌纤维左、右交叉。下唇浅部纤维来自降口角肌和降下唇肌，在口角处肌纤维彼此交错。

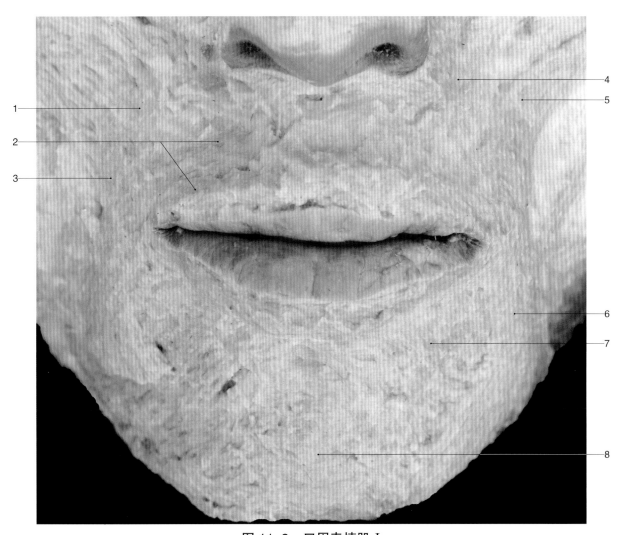

图 11-2　口周表情肌 I

1- 提上唇肌	5- 颧大肌
2- 口轮匝肌	6- 降口角肌
3- 提口角肌	7- 降下唇肌
4- 提上唇鼻翼肌	8- 颏肌

降口角肌、降下唇肌与颏肌均位于口裂之下。降口角肌位于颏结节与第一磨牙之间，呈三角形，起于下颌骨体下缘的外侧面，经颏孔浅面，向口角集中，部分肌束止于口角的皮肤，部分肌束与口轮匝肌上部、笑肌和提口角肌相延续。颏肌为圆锥状小肌，位于降下唇肌的深面。该肌起于下颌侧切牙及中切牙的牙槽轭，向内下与对侧的同名肌靠近，止于颏部皮肤。

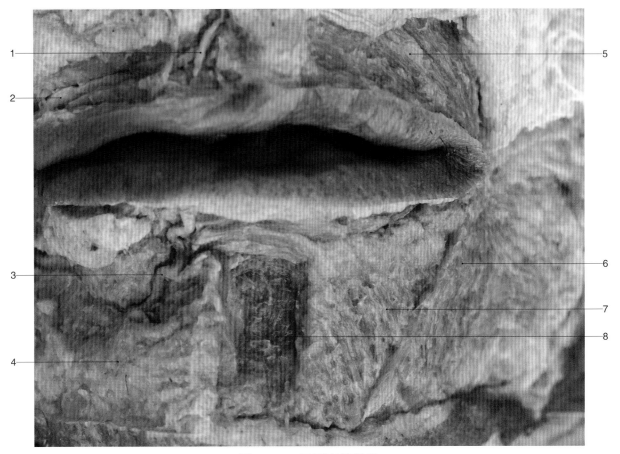

图 11-3 口周表情肌Ⅱ

1- 鼻中隔支	5- 口轮匝肌
2- 上唇动脉	6- 降口角肌
3- 下唇动脉	7- 降下唇肌
4- 皮下组织层	8- 颏肌

肉毒素治疗木偶纹（口角纹）时，应将肉毒素注射在浅层的降口角肌内，注射位点应距口角至少1cm的距离，以免注射至口轮匝肌，造成进食困难或口角下垂及流口水。

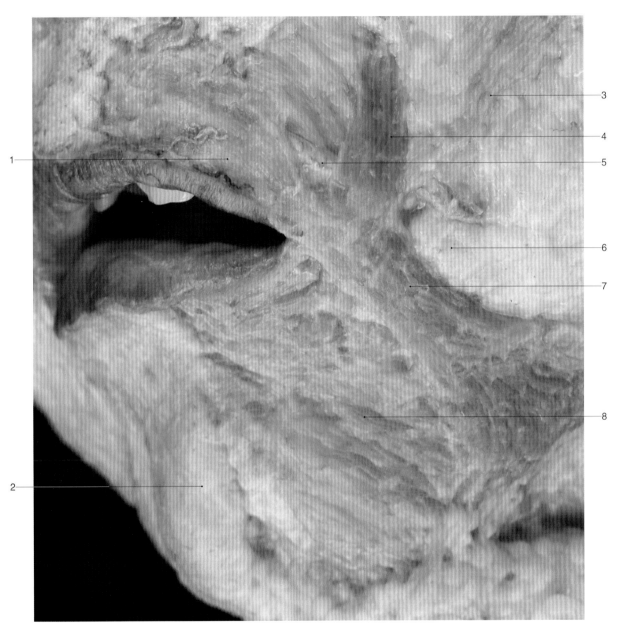

图 11-4　口周表情肌Ⅲ

1- 口轮匝肌　　　5- 上唇动脉

2- 皮下组织层　　6- 颊脂垫

3- 颧大肌　　　　7- 降口角肌

4- 提口角肌　　　8- 降下唇肌

面动脉于咬肌前缘处绕下颌体下缘至面部后，在颈阔肌、笑肌、颧肌的深面且在颊肌、提口角肌浅面走行，向前内上方迂曲走行，经口角、鼻翼外侧至内眦，与眼动脉的分支相吻合。

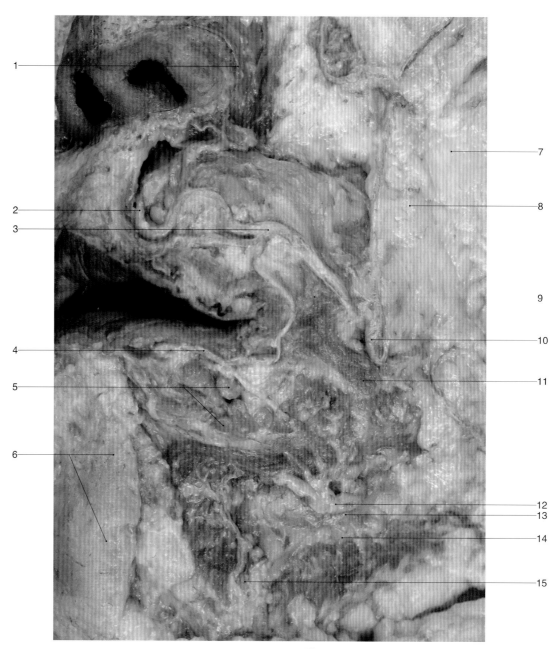

图 11-5　口周血管分布

1- 鼻翼动脉	6- 皮下组织层	11- 降口角肌
2- 鼻中隔支	7- 颊内侧脂肪垫	12- 颏神经
3- 上唇动脉	8- 鼻唇颊脂肪垫	13- 颏孔
4- 下唇动脉	9- 提口角肌	14- 下颌骨
5- 唇腺	10- 面动脉	15- 颏下动脉

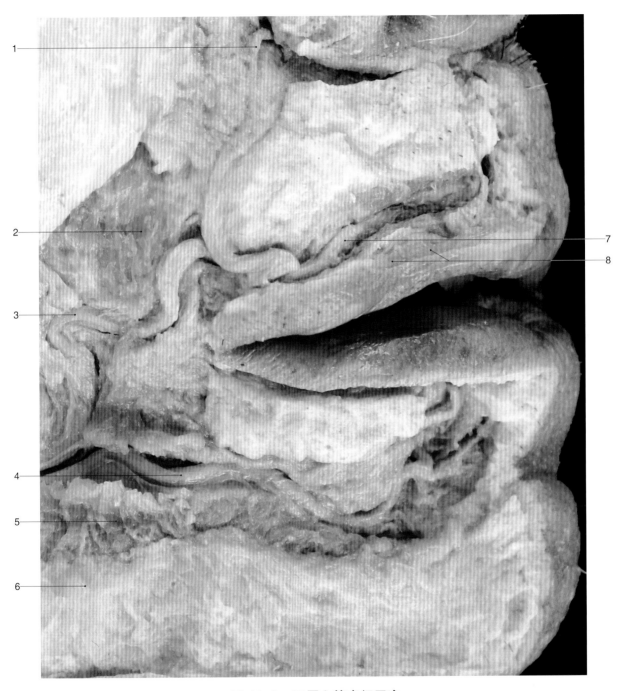

图 11-6　口周血管走行层次

1- 鼻翼动脉　　　5- 降口角肌

2- 提口角肌　　　6- 皮下组织层

3- 面动脉　　　　7- 上唇动脉

4- 下唇动脉　　　8- 口轮匝肌

　　上唇动脉一般在口角水平稍上方起于面动脉,在口轮匝肌深面、唇红缘稍上方向内走行,在中线处与对侧同名动脉吻合。上唇动脉的主要分支有鼻中隔支和鼻底支。

　　上唇动脉鼻中隔支在人中区起自上唇动脉,垂直向上走行至鼻中隔前下部,一般为单支或双支,供应人中区和鼻中隔前下部。

　　上唇鼻底动脉在人中嵴外侧向上走行至鼻底。

　　鼻翼下缘动脉在鼻翼下缘水平多起于面动脉,向内侧走行,与上唇鼻底动脉、上唇动脉鼻中隔支相吻合。

　　因上唇动脉位于口轮匝肌与口腔黏膜间,皮肤与口轮匝肌之间并无粗大的唇部动脉,只有细小的分支穿过肌肉至皮下,因此用透明质酸或自体脂肪填充唇部时,注射多选择皮肤与口轮匝肌之间。

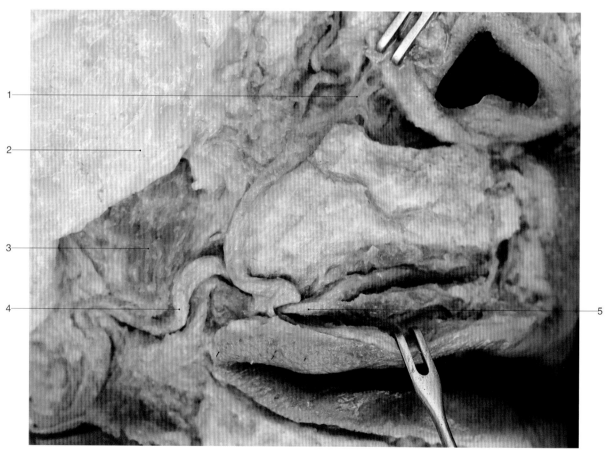

图 11-7　上唇血管走行层次

1- 鼻翼动脉　　　3- 提口角肌　　　5- 上唇动脉

2- 皮下组织层　　4- 面动脉

下唇动脉在口角的稍下方起于面动脉，迂曲走行于降口角肌和降下唇肌深面，穿口轮匝肌，沿下唇黏膜下层走行至中线，与对侧同名动脉吻合。颏动脉也与下唇动脉吻合（图 11-9）。

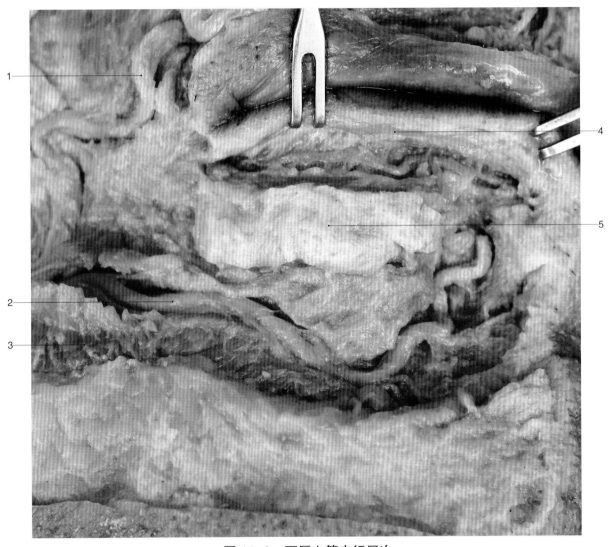

图 11-8 下唇血管走行层次

1- 面动脉	3- 降口角肌	5- 皮下组织层
2- 下唇动脉	4- 口轮匝肌	

下唇的感觉神经来自颏神经，其出颏孔向前内行至下唇。可在颏孔处进行阻滞麻醉。

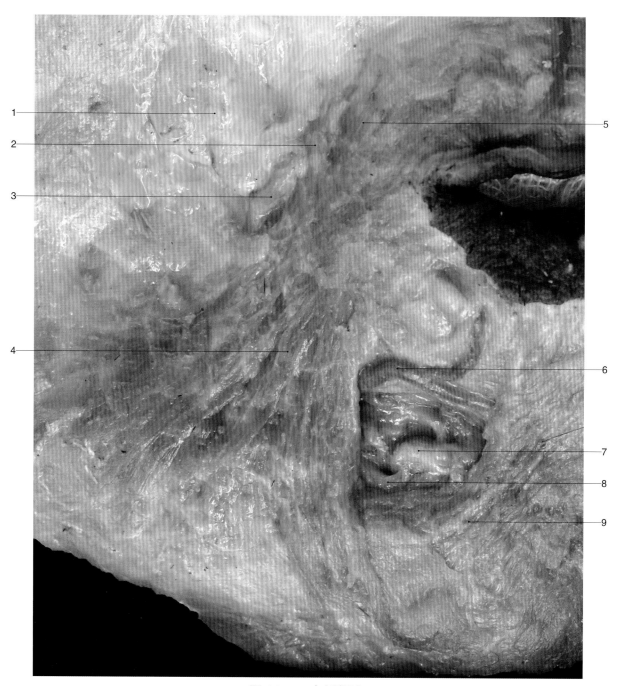

图 11-9　右侧颏孔

1– 颊脂垫	4– 降口角肌	7– 颏神经
2– 提口角肌	5– 口轮匝肌	8– 颏孔
3– 面动脉	6– 下唇动脉	9– 降下唇肌

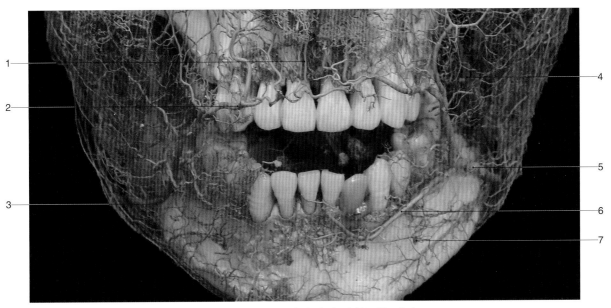

图 11-10 口周动脉分布（铸型标本）

1- 上唇动脉鼻中隔支   4- 面静脉   7- 颏动脉

2- 上唇动脉   5- 面动脉

3- 面动脉   6- 下唇动脉

第十二章　头面部连续水平断面（P45 塑化断层）

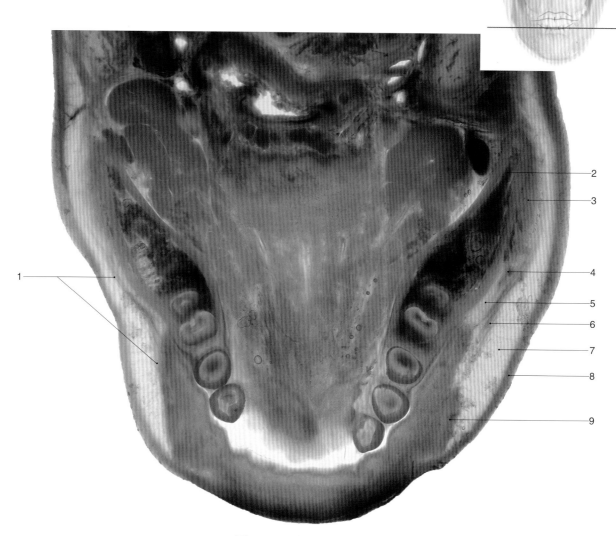

图 12-1　经下唇水平断面

1-SMAS 层	4- 面动脉	7- 皮下组织层
2- 下颌骨	5- 颊脂垫	8- 皮肤
3- 咬肌	6- 颈阔肌	9- 降口角肌

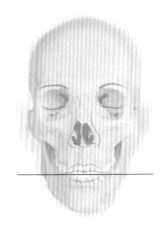

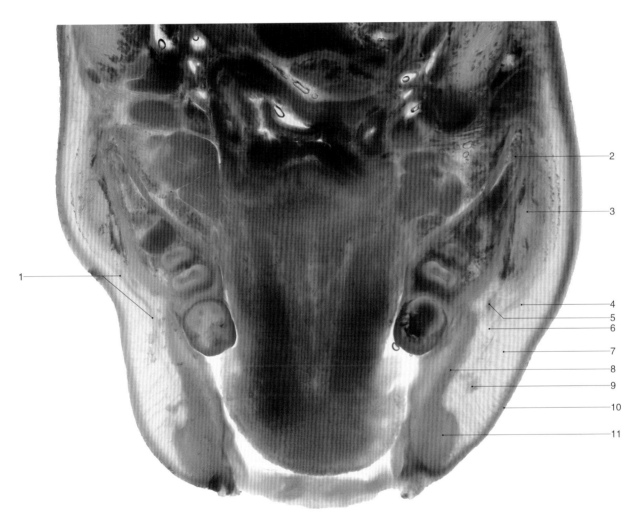

图 12-2　经口裂水平断面

1-SMAS 层	5- 面静脉	9- 面动脉
2- 下颌骨	6- 颊脂垫	10- 皮肤
3- 咬肌	7- 皮下组织层	11- 口轮匝肌
4- 颈阔肌	8- 颊肌	

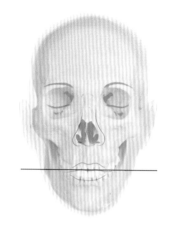

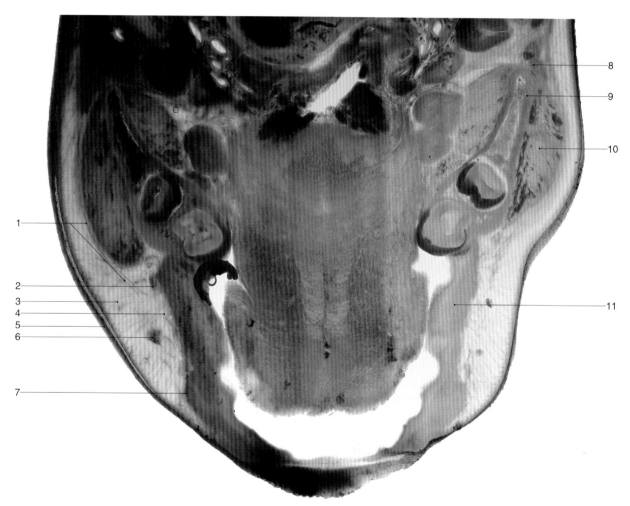

图 12-3 经上唇唇缘水平断面

1– SMAS 层	5– 皮肤	9– 下颌骨
2– 面静脉	6– 面动脉	10– 咬肌
3– 皮下组织层	7– 口轮匝肌	11– 颊肌
4– 颊脂垫	8– 腮腺	

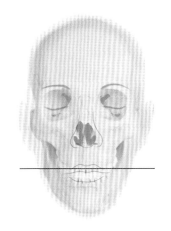

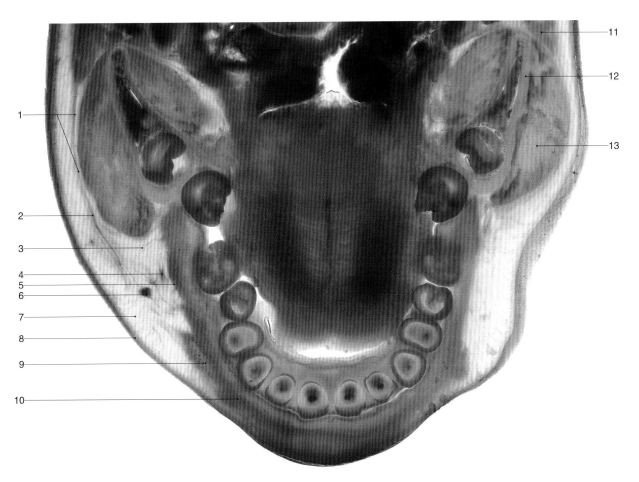

图 12-4　经上颌牙列水平断面

1– SMAS 层	6– 面动脉	11– 腮腺
2– 颈阔肌	7– 皮下组织层	12– 下颌骨
3– 颊脂垫	8– 皮肤	13– 咬肌
4– 面静脉	9– 提口角肌	
5– 颊肌	10– 口轮匝肌	

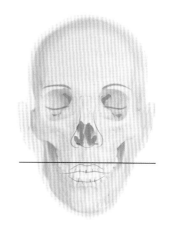

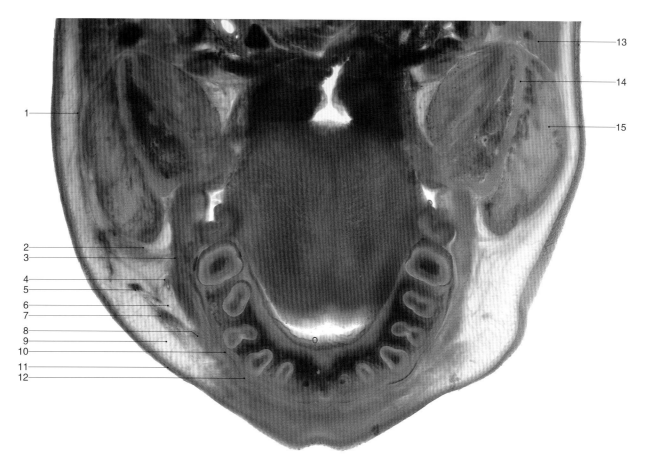

图 12-5　经上颌牙槽轭水平断面

1– SMAS 层	6– 颊脂垫	11– 皮肤
2– 咬肌皮肤韧带	7– 颧大肌	12– 唇腺
3– 颊肌	8– 提口角肌	13– 腮腺
4– 面静脉	9– 皮下组织层	14– 下颌支
5– 面动脉	10– 黏膜层	15– 咬肌

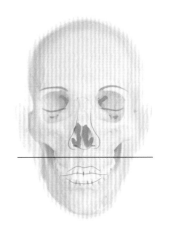

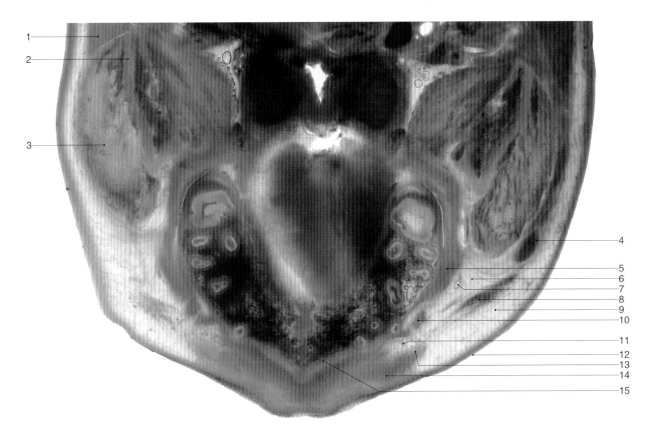

图 12-6　经尖牙窝水平断面

1– 腮腺	6– 颊脂垫	11– 面动脉
2– 下颌支	7– 面静脉	12– 皮肤
3– 咬肌	8– 颧大肌	13– 颧小肌
4– 副腮腺	9– 皮下组织层	14– 提上唇肌
5– 颊肌	10– 提口角肌	15– 上颌骨

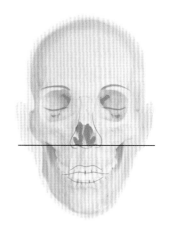

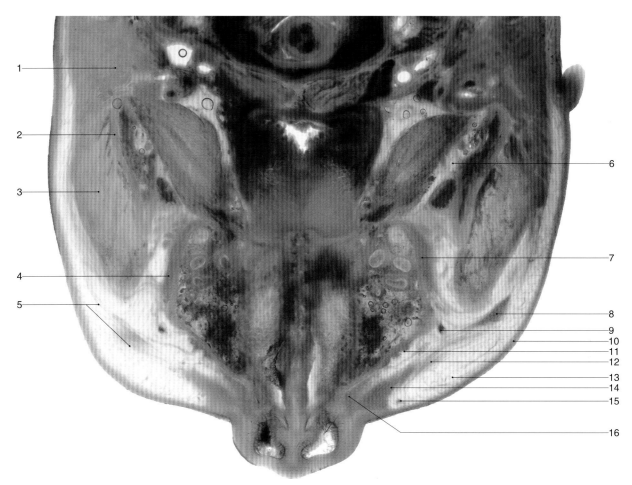

图 12-7　经鼻翼水平断面

1– 腮腺	7– 颊肌	13– 皮下组织层
2– 下颌支	8– 颧大肌	14– 提上唇肌
3– 咬肌	9– 面静脉	15– 面动脉
4– 上颌骨	10– 皮肤	16– 提上唇鼻翼肌
5– SMAS 层	11– 提口角肌	
6– 翼下颌间隙	12– 颧小肌	

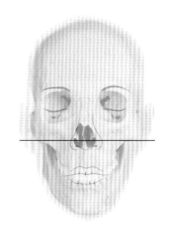

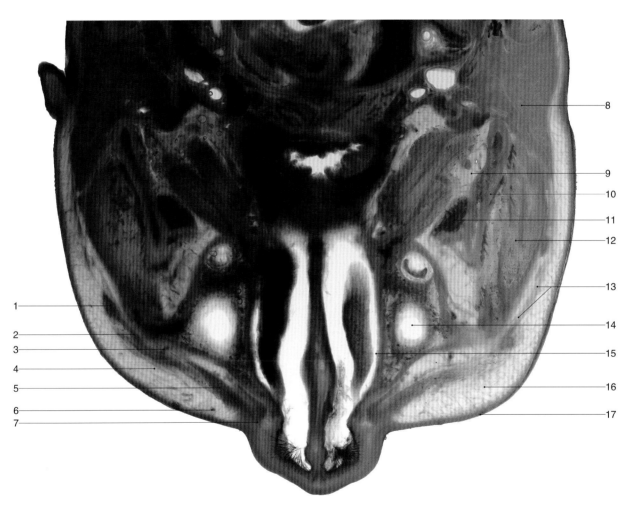

图 12-8　经下鼻道水平断面

1– 颧大肌	7– 提上唇鼻翼肌	13– SMAS 层
2– 颧小肌	8– 腮腺	14– 上颌窦
3– 面静脉	9– 翼下颌间隙	15– 下鼻道
4– 眼轮匝肌	10– 下颌支	16– 皮下组织层
5– 提上唇肌	11– 颞肌	17– 皮肤
6– 面动脉	12– 咬肌	

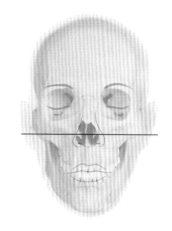

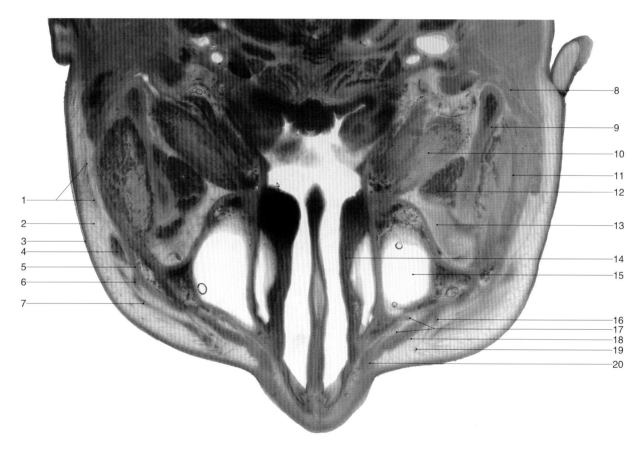

图 12-9 经下鼻甲水平断面

1-SMAS 层	8- 腮腺	15- 上颌窦
2- 皮下组织层	9- 下颌支	16- 面静脉
3- 皮肤	10- 翼外肌	17- 眶下血管神经束
4- 颧大肌	11- 咬肌	18- 提上唇肌
5- 颧骨	12- 颞肌	19- 面动脉
6- 颧小肌	13- 咬肌颞肌前间隙	20- 提上唇鼻翼肌
7- 眼轮匝肌	14- 下鼻甲	

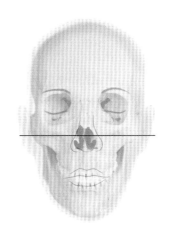

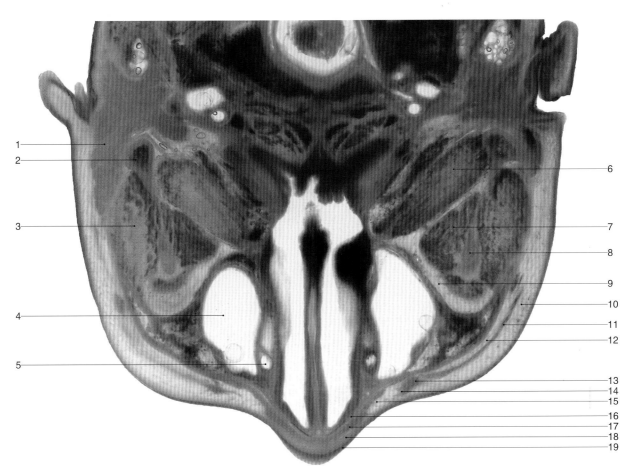

图 12-10　经下颌颈水平断面

1- 腮腺

2- 下颌颈

3- 咬肌

4- 上颌窦

5- 鼻泪管

6- 翼外肌

7- 颞肌

8- 冠突

9- 咬肌颞肌前间隙

10- 皮下组织层

11- 眼轮匝肌

12- 眼轮匝肌下脂肪（SOOF）

13- 提上唇肌

14- 面静脉

15- 提上唇鼻翼肌

16- 鼻背深筋膜

17- 鼻肌横部

18- 鼻背皮下组织层

19- 鼻背皮肤

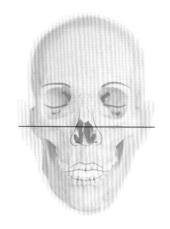

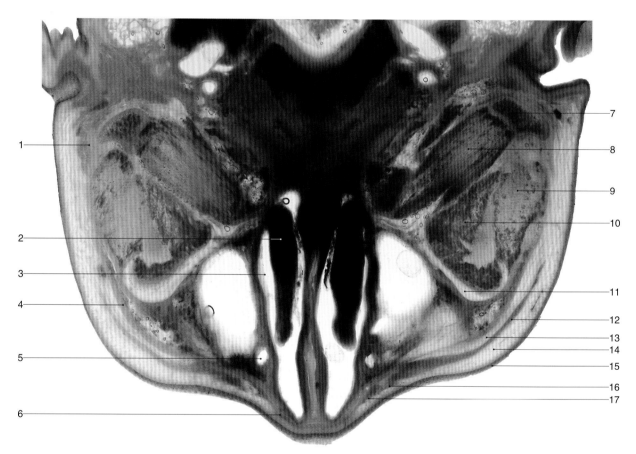

图 12-11　经中鼻道水平断面

1- 腮腺	7- 下颌头	13- 眼轮匝肌下脂肪（SOOF）
2- 中鼻甲	8- 翼外肌	14- 皮下组织层
3- 中鼻道	9- 咬肌	15- 皮肤
4- 颧骨	10- 颞肌	16- 内眦血管
5- 鼻泪管	11- 咬肌颞肌前间隙	17- 提上唇鼻翼肌
6- 鼻肌横部	12- 眼轮匝肌	

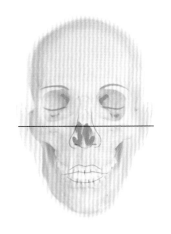

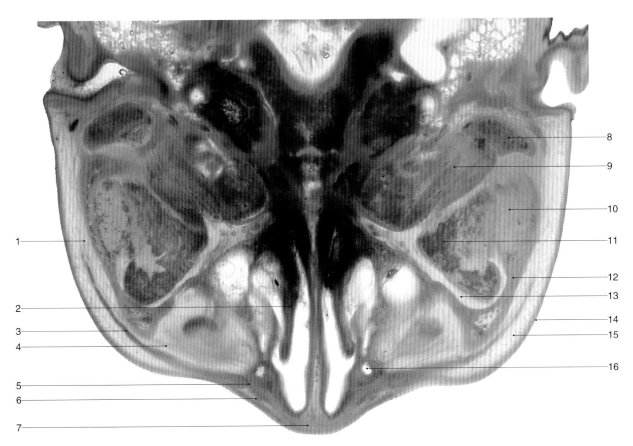

图 12-12 经中鼻甲水平断面

1- 颧骨皮肤韧带   7- 降眉间肌   13- 咬肌颞肌前间隙

2- 中鼻甲   8- 下颌头   14- 皮肤

3- 眼轮匝肌   9- 翼外肌   15- 皮下组织层

4- 眶隔   10- 咬肌   16- 鼻泪管

5- 提上唇鼻翼肌   11- 颞肌

6- 内眦血管   12- 颧弓

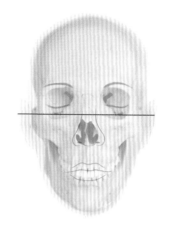

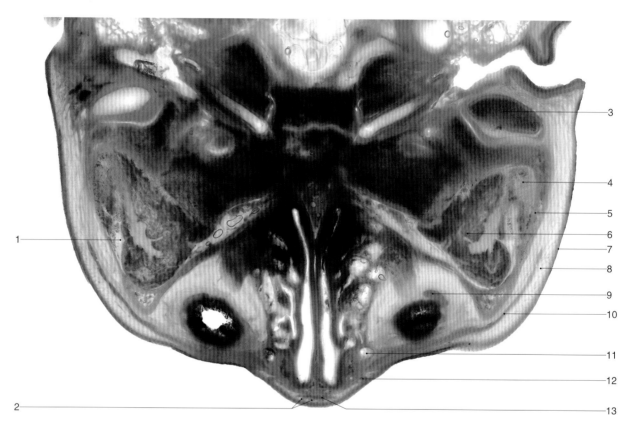

图 12-13 经下睑水平断面

1- 颞浅间隙	6- 颞肌	11- 鼻泪管
2- 鼻背血管	7- 皮肤	12- 内眦血管
3- 下颌头	8- 皮下组织层	13- 降眉间肌
4- 咬肌	9- 下斜肌	
5- 颧弓	10- 眼轮匝肌	

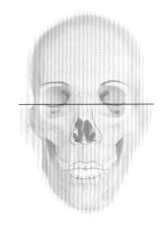

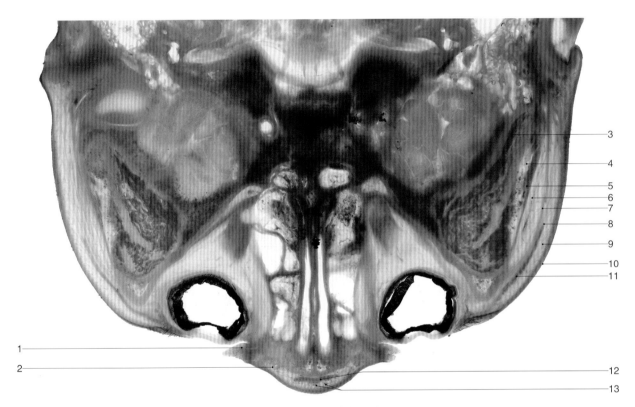

图 12-14　经睑裂水平断面

1- 内眦韧带	6- 颞筋膜间间隙	11- 眼轮匝肌
2- 内眦血管	7- 颞深筋膜浅层	12- 降眉间肌
3- 颞肌	8- 颞浅筋膜	13- 鼻背血管
4- 颞浅间隙	9- 皮下组织层	
5- 颞深筋膜深层	10- 皮肤	

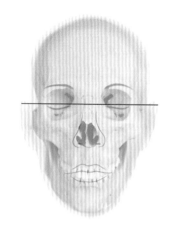

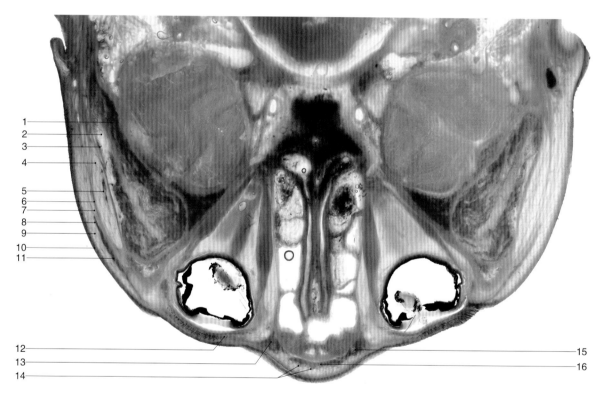

图 12-15　经上睑睑缘水平断面

1– 颞肌　　　　　7– 颞中筋膜　　　　13– 皱眉肌

2– 颞浅间隙　　　8– 颞浅筋膜　　　　14– 鼻背血管

3– 颞深筋膜深层　9– 皮下组织层　　　15– 滑车上血管

4– 颞筋膜间间隙　10– 皮肤　　　　　16– 降眉间肌

5– 颞中静脉　　　11– 眼轮匝肌

6– 颞深筋膜浅层　12– 睑板

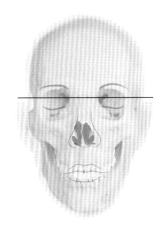

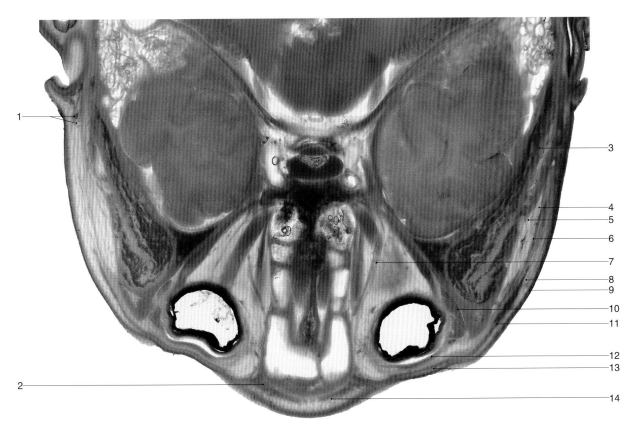

图 12-16　经上睑水平断面

1- 颞浅血管　　　7- 眼血管　　　13- 眼轮匝肌睑部

2- 滑车上血管　　8- 皮下组织层　　14- 降眉间肌

3- 颞肌　　　　　9- 皮肤

4- 颞筋膜间间隙　10- 泪腺

5- 颞深筋膜深层　11- 眼轮匝肌眶部

6- 颞深筋膜浅层　12- 睑板

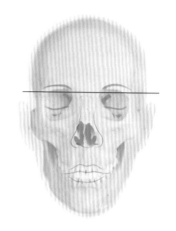

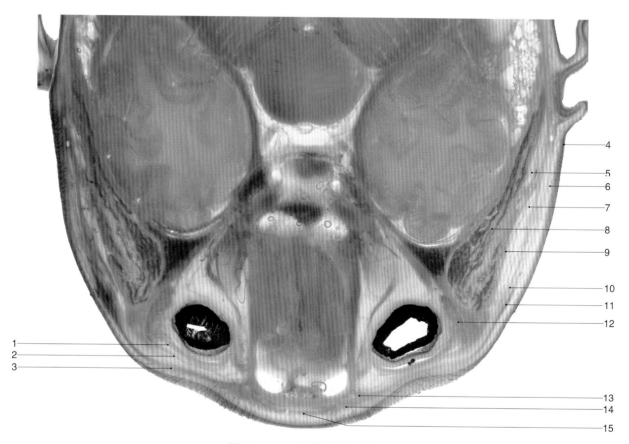

图 12-17   经眉头水平断面

1- 上睑提肌腱膜	6- 皮下组织层	11- 眼轮匝肌眶部
2- 眶隔	7- 颞筋膜间间隙	12- 泪腺
3- 眼轮匝肌睑部	8- 颞肌	13- 皱眉肌
4- 皮肤	9- 颞深筋膜深层	14- 滑车上血管
5- 颞浅间隙	10- 颞深筋膜浅层	15- 降眉间肌

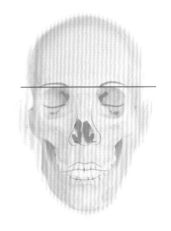

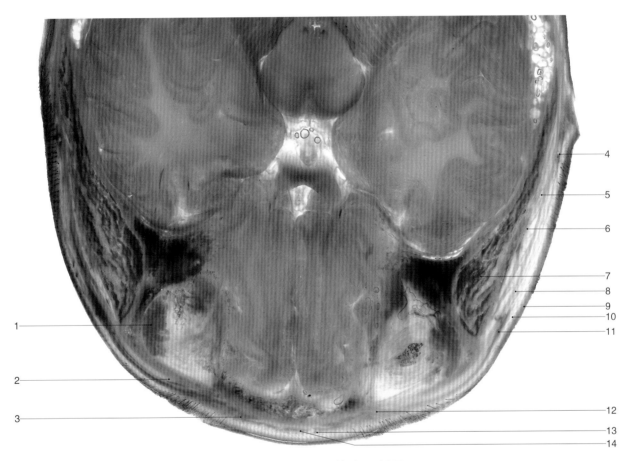

图 12-18 经眶上缘水平断面

1– 泪腺

2– 眶上血管神经束

3– 降眉肌

4– 颞浅血管

5– 颞筋膜间间隙

6– 颞深筋膜深层

7– 颞肌

8– 颞深筋膜浅层

9– 皮肤

10– 皮下组织层

11– 眼轮匝肌

12– 皱眉肌

13– 滑车上血管

14– 降眉间肌

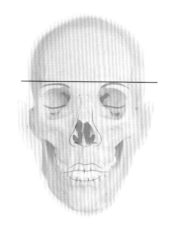

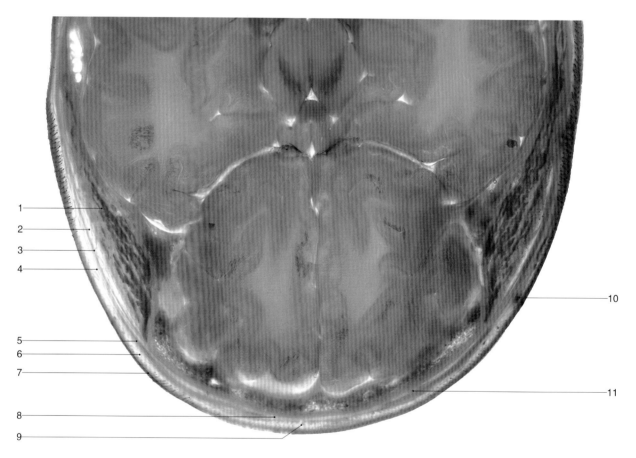

图 12-19　经眉弓上缘水平断面

1- 颞肌	5- 额肌	9- 滑车上血管
2- 颞浅间隙	6- 皮下组织层	10- 颞浅动脉额支
3- 颞深筋膜	7- 皮肤	11- 眶上血管
4- 颞浅筋膜	8- 额肌下间隙	

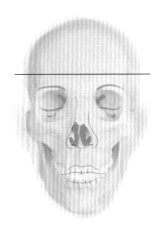

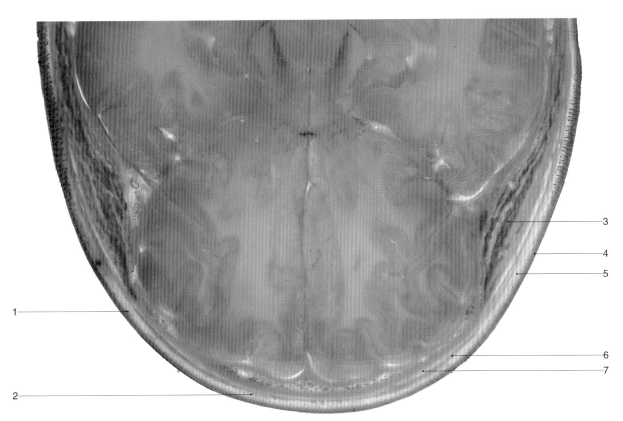

图 12-20　经眉上 1 横指水平断面

1– 眶上血管　　　5– 皮下组织层

2– 滑车上血管　　6– 额肌

3– 颞肌　　　　　7– 额肌下间隙

4– 皮肤